A CANCER IN THE FAMILY
Take Control of Your Genetic Inheritance

癌症基因
掌控你的遗传密码

[美] 提奥多拉·罗斯◎著　夏 志◎译

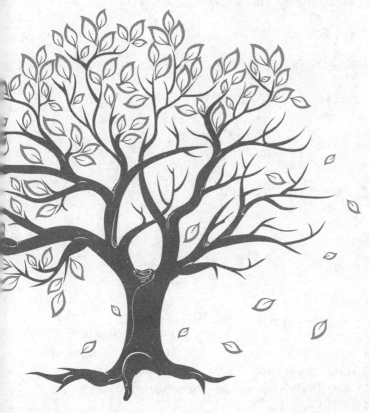

清华大学出版社
北京

本书由企鹅兰登书屋旗下艾弗里出版社出版的提奥多拉·罗斯所著的以上英文版图书翻译出版。中文简体字版由巴罗国际公司和光磊代理公司共同代理版权。

北京市版权局著作权合同登记号　图字：01-2018-2865

版权所有，侵权必究。侵权举报电话：010-62782989　　13701121933

图书在版编目（CIP）数据

癌症基因：掌控你的遗传密码 / (美) 提奥多拉·罗斯著；夏志译. — 北京：清华大学出版社，2018

书名原文: A Cancer in the Family: Take Control of Your Genetic Inheritance

ISBN 978-7-302-51136-6

Ⅰ．①癌…　Ⅱ．①提…　②夏…　Ⅲ．①癌发生 – 医学遗传学 – 研究　Ⅳ．①R730.231

中国版本图书馆CIP数据核字(2018)第202035号

责任编辑：肖　路　王　华
封面设计：施　军
责任校对：赵丽敏
责任印制：董　瑾

出版发行：清华大学出版社
　　　　　网　　址：http://www.tup.com.cn，http://www.wqbook.com
　　　　　地　　址：北京清华大学学研大厦 A 座　　邮　　编：100084
　　　　　社 总 机：010-62770175　　　　　　　邮　　购：010-62786544
　　　　　投稿与读者服务：010-62776969, c-service@tup.tsinghua.edu.cn
　　　　　质量反馈：010-62772015, zhiliang@tup.tsinghua.edu.cn
印 装 者：北京鑫海金澳胶印有限公司
经　　销：全国新华书店
开　　本：148mm×210mm　　印　张：9.5　　字　　数：193 千字
版　　次：2018 年 11 月第 1 版　　印　　次：2018 年 11 月第 1 次印刷
定　　价：49.00 元

产品编号：078557-01

题 记

致我的家人。我非常感激格莱美(Grammy)、格鲁普(Grumpy)、杰克(Jack)叔叔和比伊(Bea)所给予我的灵感。我知道通过他们的故事来帮助别人,使更多的人能了解自己的遗传基因而变得更健康、更长寿,会让他们感到开心。同时我也非常感谢家族成员肖恩(Sean)能以谨慎的态度阅读各章,并认可这本书是"除了体育画报之外,唯一让我哭泣的文学作品"。

作者注:为了保护患者的隐私,隐去了大多数患者及其家属的姓名,并在必要时掩盖了他们的真实身份。

序 言

提奥多拉·罗斯（Theodora Ross）关于癌症遗传学的杰出著作是对该领域的一项重要贡献。请允许我介绍一些历史背景。自从20世纪70年代后期以来，研究人员已经确定了涉及癌症的几个基因。实际上，所有这些研究都表明基因突变会导致生长异常，最终致使正常细胞的癌变。许多突变是在我们有生之年获得的。但值得注意的是，这些突变中的一些是可以遗传的。

可遗传的致癌突变给有癌症家族史的男男女女带来了诸多困惑。这些基因中，有多少是已知的，又有多少是未知的呢？这样的一个基因与患病的风险之间到底存在多大关系呢？我们可以通过哪些检测或策略来降低患病风险呢？如果我们携带了一个已知能致癌的基因，可这一基因所带来的风险又会如何呢？我们将来能够在自己或我们的孩子身上检测这些基因吗？

作为一名医生、科学家和癌症研究人员，罗斯在这方面拥有丰富的经验，因此尤为适合对这些问题作出指导。她在华盛顿大学拿到了生物化学的医学学位和博士学位。在与知名白血病研究人员加里·吉利兰（Gary Gilliland）一起开展癌症遗传学研究之前，她在哈佛医学院的一家知名医院（布莱根妇女医院）接受了内科医学培训，然后在达纳-法伯癌症研究所（Dana-Farber Cancer Institute）从事肿瘤学研究工作。在吉利兰的实验室里，她克隆了一种导致白血病的新型癌症基因。自1999年以来，她一直在运营自己的独立实验室，试图了解癌症基因促进正常细胞向癌细胞转化的机制。她曾是密歇根大学的教授，如今在达拉斯的得克萨斯大学西南医学中心（UT Southwestern）领导癌症遗传学项目。

罗斯的一项最主要成就是将实验室癌症基因的研究与临床癌症患者的护理相结合。这样一个项目用于找到那些具有癌症遗传倾向，却尚未发现基因突变的患者。通过对来自这些患者的数千个基因进行测序，罗斯的研究小组发现了一系列新的高风险突变。她的实验室和得克萨斯州的遗传学项目已经发表了第一批共278名这类患者的序列，建成了一个宝贵的遗传信息库。

但是还有个更深层次的个人原因，使得该书显得尤为深刻和迫切：罗斯本身就有BRCA1突变，并且有着很明显的癌症家族史。她在对变异的认知中生活了12年，经历了复杂的情感交织，包括焦虑、失落、回避、主观臆断以及癌症家族史赋予她的选择权。阅读该书就像是与一位充满激情的医生及研究人员一起舒心地聊天，而他同时也是你的朋友，一个可以将实用的科学、个人故事和实际建议融汇在一起的朋友。

罗斯用惊人的坦诚、清晰的思维以及开放和坚持的态度引导我们一览此景。她解释说，只有同时游走于医生和患者的世界才能拥有同情心。我们所有人（专业人士和非专业人士），无论有没有癌症家族史，都应该来帮助大家理解遗传学。我们需要共同发掘我们的家族史，以在面对这些历史的时候，作出保护我们和家人的决定。当你读完该书的时候，你会了解癌症遗传学以及这些知识会如何挽救你的生命。

如果你已经开始阅读该书，恭喜你，你已开始了自己的探索之旅。面对癌症的家族史并思考遗传学的具体细节可能会令人感到无所适从。不过，最终，阅读该书所获得的知识会武装你，拯救你以及你至爱的生命。

悉达多·穆克吉博士（Siddhartha Mukherjee）

《众病之王：癌症传》作者

普利策奖得主

美国哥伦比亚大学医学院助理教授

目　录

1 能够拯救生命的知识 // 1

2 双螺旋：生物学不能决定一切 // 19

1

能够拯救生命的知识

几年前，当我还是研究癌症细胞的研究人员和治疗癌症患者的医生时，我的生活曾被完全改变过。这一经历使我确信，人们需要更多的资源来帮助他们了解遗传性癌症，并在家族中出现癌症患者时帮助其制定行动计划。这本书是我个人经验的汇总，仅供参考。

那是 2004 年 3 月，我和丈夫肖恩坐在密歇根大学癌症中心六楼办公室的圆桌旁。我有一个大小合适的办公室，桌子上摆放着几台计算机、实验室成员和特殊患者以及我们为孩子们扮鬼脸的照片。有些架子上摆满了患者的小饰物，还有一些关于癌症生物学和癌症护理的书籍。当桌子上的电话响起时，肖恩和我都跳了起来。我们知道来电会告诉我们我的基因检测结果——我们将了解我是否有遗传性癌症的风险。我打开电话的扬声器，这样我们都可以听到这个消息。听完电话，我们两个人一时无语，都不由得站了起来，走到窗前，凝望着窗外的白雪。

那一刻让我陷入沉思。回想起去年夏天，肖恩和我在海滩上时，他指着我腿上的一个小痣。它已经存在一段时间了，不过肖恩发现它的外观已然改变。回到家后，我决定让一位皮肤科医生看看是怎么回事，医生说他不知道这是什么，但他建议将其去除（这倒不是由于他怀疑这是癌症，而是出于皮肤科医生的习惯：在皮肤上看到有他们所不认识的东西时，他们能做的事情就是移除这个东西）。一周后，我被诊断出患有黑色素瘤。我，黑色素瘤！我有意大利、俄罗斯和犹太人的血统。我的头发、眼睛连同皮肤都是深褐色。像我这样肤色的人不应该得黑色素瘤。连皮肤科医生都对此感到很是惊讶。因为如果没有典型的风险特征，如白皙的皮肤和晒伤史，黑色素瘤是不太可能产生的……除非看不见的基因突变增加了我的风险。幸运的是，我的黑色素瘤处于早期阶段，可通过手术治愈。不过，肖恩还是敦促我咨询遗传学专家。

我预约了一次遗传诊断，并安慰自己这是在迁就肖恩。尽管如此，我知道其实几年前我就该进行基因检测。还是在上小学的时候，我就曾由于杰克叔叔死于家人所认为的肾上腺癌而感到震惊。随着年龄的增长，在我的家族中再次出现癌症，我最终意识到我想成为研究医学奥秘的科学家或治疗患者的医生。最后，通过坚持不懈的努力，我两者兼备。我在圣路易斯的华盛顿大学医学院攻读了医学博士学位，学习如何治疗疾病以及如何对病因和治疗方法进行研究。到我毕业的时候，罹患癌症的家人之多，需要我用双手才数得过来：除了杰克叔叔以外，我的母亲、父亲、姨妈、姐姐以及我的一个哥哥均已患上不同的癌症。当我心爱的姐姐比伊在 38 岁死于乳腺癌时，我还在接受医学培训。我决心加倍努力。

在比伊去世后的几年里，我无法摆脱这样一系列问题：比伊所罹患的是那种由于年龄增长、基因突变增多而引发的偶发性癌症吗？实际上，绝大多数癌症病例（约90%）是偶发性的。或者说，导致她患病的基因是遗传性的，是由我们的父母遗传而来的吗？由于比伊还很年轻，所以是遗传性癌症的概率比较大。如果比伊的癌症是遗传性的，那么我也可能会携带相同的突变。我的哥哥和比伊的孩子，以及我们的表兄弟和他们的孩子们也同样存在携带这种基因的可能。癌症涉及这么多家人，是不是我们全家都处于危险之中了呢？

比伊去世的时候是20世纪90年代早期，人们知道癌症综合征可能会经由家族传承下去，但那时检测DNA是否有突变的技术并不存在。我花了很多时间反复思索，首先提出了我们家族中的各种癌症是由突变引起的论点，然后发现这些癌症突变更易在家族中出现，并不符合现有的任何模式。我们很是不幸，但这已然发生。

我和肖恩坐在我办公室的时候，比伊已过世10年有余，我也成为肿瘤学家和癌症生物学家。我渴望研究"乳腺癌基因"BRCA1和BRCA2。这些基因在1%的人群中发生了突变，但某些人群中更可能有这些突变，如德系犹太人后裔。携带这些基因突变的人罹患乳腺癌和卵巢癌的风险非常高，他们得各种其他癌症的风险也有一定程度的增加。但我没有做这项研究的资金，并且也没法心无旁骛地获取那些精心收集的临床资料。隐私法和医学伦理都使我们难以访问和获取这些资料。因此，到 2004 年 3 月，我调整了职业目标，当时外面下着雪。我开始专注于研究令正常细胞转变为癌细胞的基本机制，以及使某些癌细胞对靶向药物产生耐药性的原因。对乳腺癌发生发展的各个阶段，我都十分关心。这不是我最初着手要做的工作，但它十分具有挑战性、教育性和实用性。在我温暖的办公室里，我感到安心——安心且繁忙。由于忙着思考我的家族是否携带有导致遗传性癌症的突变，我心里想得太多，不愿去做遗传咨询。我太过心烦意乱，不过既然如今基因检测已然可行，我便将自己的 DNA 样本提交给了实验室。

至少，在拿到我的黑色素瘤诊断结果后，我并未感到慌乱。那时肖恩和我在我的办公室里等待着，想知道我是否携带有癌症突变，以确定是否可能有家人那样的风险。

"你好？"遗传咨询师希瑟（Heather）的声音传来。希瑟言语温和，但是，谢天谢地，她同时也很直率（没有什么比遗传咨询师不实言相告更糟的了）。"鉴于你很快就能拿到基因检测结果，我很遗憾地告诉你，你很可能已经有了突变。"

事实上，我不是没有想到这一点，而是一直在逃避现实。

"不幸的是，"她说，"这是 BRCA1 5382insC 德系犹太人的突变。"在癌症遗传学的领域里，这是最常见的 BRCA 突变之一，在德系犹太人后裔中尤为流行。使人易患癌症的遗传突变可能发生在多个不同的基因中，每个基因、每种突变都会给不同种类的癌症带来不同的风险。单独的 BRCA1 基因可能发生几种类型的突变。你或许听说过它们那令人眼花缭乱的名字：BRCA1 185delAG、BRCA1 1556del 以及 BRCA2 4449del 等。

一些遗传性癌症突变会使你患癌风险有一定程度的增加。然而，并不是每个突变都会立刻致病，有些突变通过筛选和进一步观察会得到很好的控制。但是 BRCA1 5382insC（其含义是会看到 5382 处插入了一个碱基 C）突变在很大程度上增加了罹患乳腺癌和卵巢癌的概率。例如，通常女性在一生中有 1%~2% 罹患卵巢癌的风险，可对于 BRCA1 5382insC 突变的女性而言，这一风险高达 40%。而通常女性在其一生中罹患乳腺癌的风险为 12%，根据其家族史情况的不同，带有 BRCA1 突变的患者有 50%~87% 的风险。BRCA1 5382insC 也增加了其他癌症（如黑色素瘤和前列腺癌）的罹患风险。

具有讽刺意味的是，突变缺陷是我渴望研究 BRCA1 的一个原因。要知道，大多数人的细胞中所携带的 BRCA1 基因是正常的非突变形式。与许多事情一样，除非发生缺失或突变，否则 BRCA1 对细胞正常生命过程的重要性不易被理解。正常的 BRCA1 基因努力保持我们的遗传物质完好，有助于保护我们免受癌症的侵害。当 BRCA1 突变时，其功能受损，对癌症的保护作用消失或下降，就好像一扇已经锁好的门被打开，癌症获邀进入。癌症不一定会接受邀请，但侵袭的可能性还是很大的。如果我们能够更好地了解 BRCA1 在正常情况下如何工作，便能找到科学的手段去预防和治疗由 BRCA1 突变所引发的癌症。

在我感觉到已暂时忘却所有遗传学知识时，希瑟通过推理逻辑给了我们一些引导。正如她所指出的那样，在直到 20 世纪才居住于中欧和东欧的德系犹太后裔中，BRCA1 5382insC 突变最为常见。

"它一定源自于你父亲，"希瑟说，"你母亲不是犹太人后裔，但你父亲是。这种突变可以解释你父亲家族的许多癌症以及你的黑色素瘤。当然，你的姐姐比伊也一定有过突变，这就是她之所以在如此年轻的时候便患上乳腺癌的原因所在。提奥，这意味着你患卵巢癌和乳腺癌的风险高。我们建议你考虑双侧乳房切除并切除卵巢，以降低风险。我会向你发送带有数据的论文，以便让你可以看到支持这些建议的证据。而且你需要通知你的兄弟和其他父系亲属，以便他们及其子女能够接受基因检测。"

那段时间，受到比伊和我一起在孩童时代所看的俗气电影《当基因猎人成为猎物》（*When the gene hunter becomes the hunted*）的启发，我成年之后一直在研究癌症，可现在我的细胞内却有了癌变。起初，我感到很是震惊，然后会对希瑟和肖恩知道这一事实而倍感尴尬。负面信息心理学研究表明，接下来的情绪会是愤怒、恐惧或悲伤，然而我感受到的却是释然。

多年以来，在经历了不知该如何面对癌症风险的煎熬，在无数次试图平息心头萦绕着的忧虑之后，我知道，这是改变我生活的契机。我并没有莫名地焦虑，没有把精力放在一味逃避上，终于得到了清晰可靠的信息。那驱使我选择职业的目标感重获新生。我能感觉到一个待办事项列表已经在脑海中成形：预约手术，下定决心。

我几乎立即意识到我会去做双乳房切除术并切除卵巢。作为一名肿瘤科医生，我曾照顾过难治的浸润性乳腺癌和卵巢癌患者，而且我还看到了我亲姐姐的死亡。我也曾从自己的角度出发向这些患者推荐过这些预防性手术（去除易患癌的器官），而现在我把手术看作是我自己的生命线，紧紧抓住。我知道比伊的孩子目前还年轻，当她们年纪大的时候会有机会接受基因检测。阴性结果会让她们感到安心。即便是阳性结果，她们也可对治疗手段作出取舍，这是她们的母亲从未有过的选择。我意识到，我的家族将第一次有能力对抗那些伤害我们的疾病，这是我们家族史上的突破。

还有一件事。我一直想研究 BRCA1 基因和使其失效的突变，但我不能（至少，不是我想要的）。因为让他人提供其遗传材料给我长期进行任意研究，这不符合道德或法律的规范。现在我不必向其他人求询遗传材料，我可以研究自己。事实证明，此时猎人成为猎物，这是我梦寐以求的时刻。

我之所以撰写这本书，是因为我的就医过程走了太多的弯路。尽管我在此领域有着深厚背景，但直到我姐姐逝去十多年后，我才明白家族癌症史对我们和后代意味着什么。现在，作为肿瘤学家、癌症基因猎手、癌症幸存者和癌变的载体，我想帮助所有像我这样的人。我不希望任何人像我以前那样，唯一能做的只有无谓地等待。多年来，我一直处于一种不安、无助且不自知的状态。这是一种耻辱，因为知晓情况可以帮你把控风险。你或许听说过没有什么可以阻止癌症的发生，但事实并非如此。绝大多数遗传性癌症综合征患者可以通过一系列选择，包括手术、筛查、药物治疗和改变生活方式来降低风险。在许多令人惊叹的案例中，癌症的风险从近乎 100% 下降到几乎为零。因为担心会发现些什么，人们不去查看癌症家族史，这太为常见了。我曾经认为知道基因检测结果会让我感到悲伤，但事实并非如此。它激发了我，使我变得更为脚踏实地。不仅仅是我自己，在我的患者身上，我也已经看到了相同的积极效果。

如果家族中有癌症基因，或者你认为可能存在这样的趋势，本书将帮你确定所需采取的步骤。在接下来的文字中，你将了解到：

- 遗传性癌症，包括 DNA 科学以及癌症突变如何在家族中进行遗传。

- 如何发现表明癌症突变的信号模式。

- 为什么知道你的基因遗传比以往任何时候都重要。

- 怎样就保守癌症秘密这个问题，处理好家族内部的关系。

- 自欺心理。

- 不实的家族癌症史让医疗专业人员感到困惑的原因。

- 如何充分利用你的遗传信息。

在这个过程中，我会告诉那些已找到解码信息方法、需作出明智选择的人，包括我的患者及其家人：在癌症遗传学的领域里并无通则，不同的人会作出不同的选择。我希望能帮你确定什么是对你而言最为合适的。

我将解释道，一味逃避是我在很长时间以后才了解到自己有突变的一个重要原因，但这并非唯一的原因。我同时失去了宝贵的时间，因为内行和外行在谈论遗传性癌症的时候都倾向于使用经常让我产生误解的间接而谨慎的语言。我会直接向你敞开心扉，并像我的咨询师希瑟对我那样，向你作出明确的解说。直截了当的沟通方式是让我们任何人真正拥有力量的唯一途径。

"检测一下"有何不可？

美国有 1300 万人患有癌症。对于这 1300 万人中的每一个人而言，他们的家人都想知道：这种癌症是否有其既定的模式？我的家族中是否有癌症基因？我有罹患癌症的风险吗？

如果你问这些问题，我就是和你处于同一条战壕里的战友。如果你和我一样，你可能会感到沮丧，因为世界上其他人都认为你的面前有一条光明大道：只要与医生沟通你的家族病史，必要时进行基因检测，就能得到明确的答案。

正如你可能已知晓的那样，一切并不那么容易。我花了数年时间从事科学和医学方面的训练（专门从事癌症研究），现在发现这些步骤远比看起来要复杂得多。癌症是一个大而笼统的话题，遗传学也是如此。有很多需要费神的地方，且前行之路仍有很多障碍。

其中一些障碍与家庭生活很有关。例如，人们普遍认为担心有癌症突变的人应该"检测一下"。理论上这很简单，实际上却异常复杂。尽管无须处方便可以进行基因检测，但做这些检测的实验室因法律限制无法为你解释大部分结果。法律是为了避免解读的不准确或引发有害行为。一个未经认证的实验室会告诉你，你的一个特定基因可能存在突变，但是你不知道这个基因突变是有害的还是良性的，或者它是否只是一个重要性悬而未决的变异（正如我将在本书后面解释的那样，绝大多数我们所认为"正常"的罕见遗传变异是无害的，并且还有许多我们尚不知晓的突变）。如果你不知道遗传改变意味着什么，你便没有获取到非常有用的信息，而只是停留于纸面上的一堆数字和字母。

出于这方面的原因，通过医生或遗传咨询师来做这事要好得多。但是，你最不适宜做的一件事情，便是在没有事先了解你最有可能面临什么综合征和突变风险之前，就将你的血液送到实验室，或者让医生把你的血液送到实验室。这些实验室会分析最可能发生突变的基因，不过这种基因因人而异。如果没有准确的家族史知识，你很容易就会得到错误的检测结果，而且很可能是一种错误的安全感。为了确定哪些基因最有可能发生突变，你（连同遗传咨询师）需要发现家族性癌症常见的模式。即使你已经知道你有突变，了解家族史也十分重要。家族史有助于预测任何特定个体的突变风险。

没有家族病史，你可能知道你的风险有所增加，但是你或许并不知道你的风险是高、是低，还是处于中间值。你到底处于风险增加的哪个范围？这些信息会影响你选择如何保护自己的方式。

由于这些原因，你需要尽可能全面的家族史。你应该把调查家族史看作是一个明确的任务，除非遇见不够坦诚的家族成员，或讨论健康问题时会出现情绪波动的家族成员。

乍一听，这种担忧或许过时了。都 21 世纪了，癌症还得保密？难道患癌是一种耻辱吗？距贝蒂·福特（Betty Ford）宣布她接受了乳房切除手术已有 40 年，距首次宣传癌症的丝带飘扬已有 20 年，距凯蒂·柯丽克（Katie Couric）的结肠镜检查直播也已有十多年，距《韦氏大词典》（*Merriam-Webster Dictionary*）将"过度分享"定为其年度词语也已有 8 年，距"癌症"这个词让漂亮女士脸色煞白、低凝鞋子的日子，也已经过去很长一段时间了。

然而，我们确实保守了癌症的秘密。由于普遍遇到各种问题（含糊、不良信息、不良情绪和法律问题），人们无法真正了解患病风险。现在我除了在实验室中愉快地研究 BRCA 和其他癌症基因的正常和异常生物学特征之外，还与一群遗传咨询师以及各种高风险癌症患者一起工作。我们每天都会看到对遗传性癌症诊断有抵触情绪的患者。这些人已经错过了早发现和预防性治疗的机会。现在，他们正在努力了解自己的家族史，以确定他们是否会有罹患癌症的风险，并为下一代记录下准确的信息。我们经常看到这样一些典型的例子：一位年轻女性对她患有卵巢癌而感到惊讶不已，此时她才知道自己的姨妈在刚进入成年期时也患过卵巢癌，却因羞于启齿，并未告诉任何人。一名男子在 20 岁时患上结肠癌，继而他发现一直以来的父亲并非生父，而他的亲生父亲死于结肠癌，也是在 20 岁的时候。还有一个家庭并没有意识到他们有罹患前列腺癌的重要历史，这是因为一些家人拒绝与他人进行交流，没人把整个病史整合到一起。

就我个人而言，我和家人之间并不疏远，我们对癌症的担忧实际上拉近了我们之间的距离。然而，不知何故，我们在承载祖先遗传秘密的同时，也在不知不觉中忽略了那些不方便说出口的、却最能反映我们家族特质的信息，而只将家族史中的部分真相流传下来（我尤其对这一点感到内疚）。我们并非是唯一参与隐瞒遗传信息的人。一直以来，医生和研究人员帮我们掩盖了真相。这里没有阴谋，只是缘于人们会本能地避免谈论痛苦和尴尬的事情。当你在寻找暗示遗传突变的模式之时，这种错误信息或会让你误入歧途。搞清楚家族史的确很难，无一例外。

"可以从互联网上获取癌症信息。"听起来像是一个不错的主意，实际上却一路坎坷。你无法通过谷歌了解家族性癌症。专门为解决家族性癌症的几个网站无法使你真正了解到所需的内容。"做遗传咨询吧，"页面上胡乱地写着，"做基因检测！"但上面没有提供有关遗传性癌症根源的全面信息，也未提供关于癌症综合征的信息或可通过家族世代遗传的模式种类。

例如，无论是在网上还是在医生办公室里，你都能获取许多关于乳腺癌基因 BRCA1 和 BRCA2 突变的信息，但还有其他突变可导致乳腺癌，且 BRCA 突变可能导致的不仅仅是乳腺癌。此外，有些突变还可同时影响男性和女性。因此，如果你的父亲患有前列腺癌，并且你的叔叔被诊断为黑色素瘤，那么即使你是男性，你也可能携带有 BRCA 突变。具有 BRCA 突变的男性和女性都有患上各种癌症的风险，成年子女如果从父母那里遗传到破损的 BRCA 基因也会如此，但大多数网站和其他公共信源提供的观点都非常有限。在接下来的内容里，你将获得调查家族遗传模式并理解这种模式所需的详细信息。

不了解癌症的遗传倾向，或不了解该倾向的重要性，的确是个问题。这很重要，因为基于这些知识会发掘出很多好东西。正如我所发现的，了解基因遗传可能会令你感到畏惧，但最终会给你带来一种释放感，一种以不再恐惧的心态和满怀信心打开新世界的能力。它为你和你的后代创造了求生的可能。

癌症家族史：为健康保驾护航的有力工具

正视癌症家族史是需要勇气的。人们无法评估其基因遗传的一个主要原因是他们很难看到由此而带来的好处——想象如果他们发现罹患癌症的风险有所增加，他们会生活得更好而非更糟。

但是，癌症家族史可成为现代医学中的一个绝佳的健康工具。就好比自来水、下水道和儿童免疫接种，能够深刻改善你的健康。

例如，我的突变情况表明我一生中发生乳腺癌的风险为 50%~87%。基于我的家族癌症史，故我的患病风险可能接近这一范围的上限。预防性手术和筛查降低了我罹患乳腺癌的风险，现在这一风险与正常人群（一生中约为 12%）的概率相同，说不定我的风险还要更低。

当我告诉人们我与患有遗传性癌症高风险的患者一起工作时，他们脸色阴沉，并低声说工作一定充满艰辛。有时确实是这样的。但是如果你能看到得克萨斯大学西南医学中心综合癌症中心的癌症遗传学诊所发生的事情，你就会发现，对于大多数人来说，遗传学知识是宽慰，是希望和行动的源泉。以下是我们诊所中出现过的一些场景：

- 一名患林奇综合征的 40 岁女性（她携带一种诱发她患结肠癌和其他癌症的突变）走进诊所，哭个不停。她担心自己会患上结肠癌，早早死去，并让她年幼的儿子丧母。我们解释说，每年一次的结肠镜检查将清除任何癌前期息肉，几乎肯定会让她享有相对正常的寿命。她的面色缓和起来。

- 单身母亲特里西娅（Tricia），在一拖再拖后，带着两个儿子来进行检测。特里西娅有李 - 佛美尼（Li-Fraumeni）综合征（她携带可能导致多种癌症的 TP53 突变），她担心她的儿子也会一样。她得知小儿子很明显没有问题，而大儿子是否有问题暂时还不清楚。不过一系列的年检将帮助医生监测大儿子的健康状况，并在出现问题时提前介入。特里西娅一直以来都非常担忧，现在小儿子的情况令她感到宽慰，她知道更重要的是应该一起来保护大儿子。

- 一个二十多岁的年轻人，他们的家族里充满了让我们所有人都忍不住流泪的恐怖的癌症故事。他约见了一位遗传咨询师。据我们基因检测的经验来看，我们知道发生这些悲剧的原因在于一种被称为家族性腺瘤性息肉病的遗传性综合征。大多数家族成员都不愿接受这个消息，我们可以猜测他们回避基因检测的原因：定期频繁的结肠镜检查不足以保护患有此特定综合征的人，必须切除整个结肠。如今，这个年轻人来此做了基因检测，如果有突变他准备采取行动。无论结果如何，这次诊所之行将使他重新审视自己的教学生涯，并与相恋多年的女友结婚，以及帮助其他家人承担风险。

- 珍妮丝（Janice）是一位 39 岁的法学教授，患有 HER2 阳性乳腺癌，她刚刚得知自己有 BRCA1 突变。尽管她的肿瘤不是那种通常与 BRCA 突变相关的类型，且她没有癌症家族史，我们之所以对她进行基因检测是因为她年纪很小。让我们两个人感到意外的是，她有 BRCA1 突变。起初，止不住的眼泪模糊了 BRCA1 阳性报告。"这怎么可能？"她盯着报告问道。在我们讨论这一切意味着什么之后，她从震惊转变为着迷于对报告结果的解读。BRCA1 突变指导了她的肿瘤治疗，并让她意识到这可以为她和她的孩子以及家人作癌症预防。我们调整了她的化疗方案，加入了一种除非存在 BRCA 突变，否则不常用于乳腺癌的药物——顺铂（cisplatin）。这是因为具有 BRCA 突变的肿瘤不能完全修复 DNA，而顺铂可以利用该缺陷破坏肿瘤细胞而不杀死正常细胞。较新的药物，如 PARP（多聚 ADP 核糖聚合酶）抑制剂，靠类似弱点在癌细胞中进行靶向治疗。在"靶向治疗癌症：现实、神话、可能性"一章中当我讨论患者、家属及医生如何一道并肩寻找癌症预防和癌症治疗的新途径时，我将详细描述这些新药。

聊胜于无。心里有数总比满脑糨糊要好。通过选择癌症预防和风险管理方案，能让你更好地管理健康。因为遗传突变可能意味着如何选择来管理风险，本书将描述作出决策的策略，以帮你作出正确的选择，并满怀信心大步向前。我们还将看到癌症治疗的方式愈发依赖于你对相关知识的了解，并看看针对你的遗传基因有哪些切实可行的治疗方案，而哪些只是不切实际的噱头。

最后，本书将探讨当今癌症研究存在的希望和危机，并探讨分享数据的意义，不仅是与我们这些有遗传性癌症突变的人分享，也是与我们的家人以及那些有望最终治愈我们的医生和研究人员一道分享。毕竟，从遗传学的角度来说，我们都是同一家谱的分支。当我们隐瞒自身信息时，会给每个希望得到更好癌症预防和治疗选择的人带来阻碍。

　　数百万人在其家人身上看到了癌症基因，他们想知道"我是下一个吗？我的孩子们呢？"或许我们很难知道该如何处理这些隐忧，但我希望能给你积极而切实的帮助，因为寻求答案可以让你有能力主宰自己的命运。

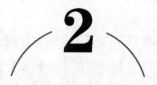

双螺旋：生物学不能决定一切

在古希腊，希波克拉底推测癌症是由一种被他称为"黑胆汁"的身体物质引起的。黑胆汁可能产生自某些食物和活动。在19世纪，医生们讨论了肿瘤是如何由"癌症汁液"引发的。后来，医生认为癌症一开始便会对受染身体部位造成物理性损伤。多年来，有关癌症成因的理论被提出，摈弃，接着再次被挖出来。在20世纪八九十年代，一个特定的概念广受追捧：癌症是由有毒的压力，特别是怨恨造成的。伯尼·西格尔（Bernie Siegel）的著作《爱情疗伤》（*Love, Medicine, and Miracles*）是此观点的拥护者：过往未决的情感创伤可以积累起来，积累多了，混沌一团，最终以坚实的物质形式来呈现，即癌性肿瘤。

我的母亲，现在被全家人叫作格莱美，她认为压力可以解释为何我姐姐比伊在35岁的时候患上了乳腺癌。实际上，我认为格莱美信奉着弗洛伊德著名的"生物学决定论"的观念：女性的身体不可避免地要与怀孕、抚育和家庭联系在一起。母亲还将她自己的特殊情结嵌入其中。她相信，当有才能的女性遵循养育子女和照顾孩子的传统生活时，会承受极大的压力。她将比伊的乳腺癌归咎于此种压力。格莱美在路易丝·海伊（Louise Hay）于 1984 年出版的畅销书《生命的重建》（*You Can Heal Your Life*）中找到支持，书中内容佐证了格莱美的想法，并将其与伯尼·西格尔的思想联系在一起："乳房代表了母性原则。当乳房出现问题时，通常意味着我们'过度母性'，无论是一个人，一个地方，一件事情，还是一段经历……如果患有癌症，说明还存在很深的怨恨。"我稍后会再次提出压力问题，但在这里我想明确指出压力不会导致癌症。尽管西格尔和海伊以一种慈悲的精神表达了他们的理论，但误导了读者。两位作者都没有解释说，他们的想法事实上并没有科学上的支持，且只是和弗洛伊德的"生物学决定论"一样肤浅。

压力可能会轻微增加罹患癌症的风险。然而，生物学告诉我们，这是一个比癌症突变、吸烟、肥胖或饮酒等变量小得多的危险因素。当人们认为压力会致癌时（这种观念仍然深入人心），通常并不会专心做真正利于理解和管控癌症风险的事情。另一个问题是癌症患者可能会开始感到懊丧，认为他们无法控制自己的压力，从而使自己患上了癌症。

在癌症和压力的关系成为街头巷尾大家热议话题的时候，我还只是圣路易斯华盛顿大学医学院医学科学家培训项目的学生，在学一种完全不同的癌症治疗方法。此方法随着多年来医学科学家们越发地了解癌症的生物学特征，特别是越来越了解癌症基因如何在家族中遗传，将会变得更加细致而深入。在我学医的过程中，我没有意识到癌症对我而言更加意味深长：它会一次又一次地波及我的家人，并深深地伤害他们。

我之所以分享家人的故事，是为了说明每个有癌症家族史的人都应该知道：DNA 和遗传突变的科学，遗传突变或导致家族癌症的征兆，以及遗传突变所引发的各类综合征。更重要的是，尽可能明晰和诚挚地对待这些事情，从与家人对话开始，进入医生的办公室、在线医疗网站及研究实验室。每每谈到癌症，特别是家族癌症史时，你必须清楚地认识到此信息到底是站得住脚的科学，还是仅为猜测。

所有癌症都是遗传性的

我在学校学到的东西也与癌症、生物学以及命运相关，但与我母亲的想法完全不同。"癌症"是数百种不同疾病的总称，但所有癌症的共性是：都有细胞失控性增长。许多细胞都能分裂和繁殖。我们就是如此这般：长出新的组织以修复已损坏的组织或替换已磨损的旧细胞。再生组织中的细胞（如皮肤和血液）应会寿终正寝，接着新细胞取而代之。但有些东西可以改变细胞的使命，并让细胞继续分裂。此细胞并未帮你保持身体健康，而是增殖失控，形成肿瘤，绝非仅仅取代组织中正常更换的细胞。在扩散时，癌细胞在体内出现异常的转移能力、植入、增殖并破坏其他组织。

　　是什么致使健康且正常的细胞产生癌变呢？一切都源于基因。有时你会听到人们不经意地说道"某某的癌症是遗传性的"，这存在误导。每种癌症都具有遗传性。每种癌症都涉及基因突变。

遗传学极简教程

　　如果你认为癌症太复杂且难以理解，这只会增加你的担忧和恐惧。确实，癌症非常复杂，但要掌握基本的 DNA 和癌症生物学知识并不难。基因是脱氧核糖核酸（DNA）片段，把 DNA 想象成两条互相缠绕的长带，形成你或许在学校所学到的经典的双螺旋形状。现在想象这些条带中的每一条都由 4 种不同的字母组成，每个字母重复数千次。这 4 个字母代表不同的分子或核苷酸，分别是 A、T、C 和 G。这些核苷酸的确切顺序决定了我们的蛋白质是由哪些氨基酸组成的，而且我们的蛋白质组成的差异是导致像眼睛的颜色、身高和癌症倾向这些性状变化的原因。BRCA1 突变会改变 BRCA1 蛋白的氨基酸组成、损害其功能，进而影响修复细胞 DNA 损伤的能力。

　　基因就像细胞教学手册中的章节一样。它们决定蛋白质的结构，它调节细胞功能的各个方面，如细胞分裂和细胞生存。它们还决定细胞所执行的工作类型。例如，肝细胞代谢毒素、胃细胞分泌酸、脑细胞助你思考。每个细胞中只有一小部分基因开启。血细胞与皮肤细胞不同，原因在于不同的基因在不同的细胞类型中开启，产生不同的蛋白质。例如，血红蛋白的基因在红细胞中开启，而不在其

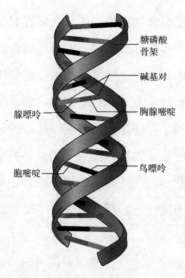

糖磷酸骨架

碱基对

腺嘌呤

胸腺嘧啶

胞嘧啶

鸟嘌呤

图片来源：美国国家人类基因组研究所图片库（National Human Genome Research Institute image gallery）达里尔·莱雅（Darryl Leja）

他细胞中开启，使红细胞呈现独特的红色，并能将氧气输送到整个身体。每个人的DNA以及构成其DNA的基因组合都是独一无二的。代码给了我黑褐色的眼睛和头发，它甚至可能筑就我那不太黑色的幽默。

你的大部分基因都有两个拷贝①，分别来自父亲和母亲。

但是字母的一两个拷贝可能会出现混淆并写错。这些混淆便是突变。随着细胞分裂和再次生成，它会将突变传递给下一个自我复制的细胞，以此类推。"突变"这个词让人联想到双头怪物吃东西

———————

① 拷贝，copy 的中文音译，意为复制。

的场景，但实际上很是常见。我们所有人都有突变，事实上，还都不少。绝大多数突变不会导致癌症。大多数对你的身体没有任何影响，但有些会导致癌症。与癌症风险增加最密切相关的突变是影响细胞生长、存活或修复受损 DNA 能力的突变。在癌症发生发展之前，细胞通常需要积累一些这样的突变。传统的医学观点认为，细胞在癌变前需要多种特定类型的突变——这种突变会改变调节细胞存活和增殖基因的功能。归纳起来，癌细胞和正常细胞之间最本质的区别是：癌细胞不应在它们不该增殖时增殖，也不应在不该存活时存活。

是什么导致了癌症突变？有些因素是明确的。某些类型的电离辐射，如 X 射线和紫外线，可以使 DNA 产生突变。一些化学物质，如香烟和石棉中的化学物质，也会引起突变。酒精摄入量与癌症发病率增加有关，尽管它促发癌症的方式尚不明确。并非每一个突变都会致癌。大多数突变根本没有任何作用。这就是为何少量的 X 射线不太可能致癌。

遗传性与偶发性癌症

你的身体每天经历两千万次细胞分裂。大多数时候，它们各司其职，一切顺畅。然而，无论何时，细胞在将 DNA 传给子细胞时都会犯错误。DNA 链以错误的方式配对。字母被增添或删改。一片断裂并重新插入到错误的地方。诸如这样的复制错误，以及在细胞分裂过程中染色体配对出错，均会导致突变。外部因素（如上述的电离辐射和某些化学物质）也是突变的重要原因，因为它们会导致 DNA 直接断裂，增加复制错误。无论突变如何发生，当一个未修复突变的细胞分裂时，它会将该突变传递给子代细胞，并且这些细胞还将会把突变传递给自己的后代。这样，突变可以随着时间积累。再者，阻碍 DNA 修复的突变增加了随后继续产生突变的可能性，并且使细胞增殖，或者生存能力变强的突变使得突变细胞在与正常细胞的竞争中脱颖而出。当某种类型的突变积累得足够多时，就形成了癌症。

大多数癌症是偶发性的，缘于暴露于环境诱变剂（环境中可诱使你 DNA 发生突变的物质，容我重复一下，比如香烟烟雾或来自太阳的紫外线）或随机的坏运气（当细胞在细胞分裂过程中复制其 DNA 时，偶然发生某些突变）。偶发性癌症与遗传性癌症截然不同，后者大部分由父母遗传给你的突变所引起。遗传性癌症（定义为带有已知癌症易感基因突变的患者所罹患的癌症）占癌症病例的比值约为 10%。你可能一生下来便有某种特殊类型的基因突变，这种基因突变是从父母那儿遗传而来的，如 BRCA 突变。遗传突变并非被组织中的某个细胞获得，然后传递给其子代细胞，而是在你怀孕的那一刻，在你身体里的几乎每个细胞中都存在的。具有遗传性致癌突变的人生而患癌的风险增加，因为他们的细胞一开始便有突变。（有些偶发性突变可能是由父母遗传给孩子的。数据显示，吸烟甚至是二手烟，会导致诸如精子这样的生殖细胞发生癌变。然后这些突变可以传递给后代。如果我还没说得足够明白，那么容我再次重申：吸烟并非好事。）

有数百种已知的遗传基因，当发生突变时，会使你更易罹患各类癌症。但弗洛伊德错了，至少在谈及癌症时，生物学不能完全决定命运。遗传突变并不意味着你肯定会患癌症。你是否罹患癌症，取决于多种变量，其中一些由你控制（例如你是否吸烟），不过其中一些变量你无法左右（例如你偶然遗传获得的其他突变）。你的细胞在分裂时发生复制错误的频率如何，会产生哪些类型的错误？你是否暴露于或可导致突变，从而将你的细胞推向癌变的致癌物质？例如，在 20 世纪 50 年代帮助发现 DNA 结构的科学家罗莎琳德·富兰克林（Rosalind Franklin），在她仅 37 岁时便死于卵巢癌。有时人们会争辩，她的癌症是由遗传突变引起的还是由反复接触 X 射线造成的。要知道，她可是经常用 X 射线来拍摄 DNA 的（当时人们还不了解电离辐射会造成 DNA 损伤，并且反复接触会导致癌症，所以使用 X 射线的科学家们并没有使用防护设备）。在富兰克林的那个时代，还没有基因检测，所以我们只能推测，不过她的癌症很有可能是由这两个因素共同引起的。年纪轻轻便罹患癌症，或许表明存在遗传性突变。插句话，富兰克林是德裔犹太人后代，此人群 BRCA 突变的概率更高。BRCA 突变可能使她先人一步便有了癌症，再加上暴露于 X 射线下可能会使她的细胞更易癌变。

除了环境暴露之外，你的家族癌症病史也很重要，即便你有癌症基因。一个强大的癌症家族史表明，你可能有多个癌症基因，这会增加患癌概率。我们需要进一步研究，以了解携带有 BRCA 突变或其他癌症基因的某些人，相比于其他人，为何更易患癌。

有时，当家族中出现癌症时，根本就无遗传性突变。有另一个解释，如共享风险因素。有几个家族成员可能接触过氡或石棉或香烟烟雾。有时候只是运气不好。癌症是一种常见疾病，许多人在他们的生活过程中有了癌变。有时候，这种情况发生在一个家族中的多个人身上，特别是当人们活的时间足够长，积累了一系列的非先天性突变的时候，我们无法辨别具体的原因。

不过，当遗传性突变使许多家族成员罹患特定类型癌症的风险处于高位时，这并不意味着家族中的每个人都有遗传性突变或会患癌。每个人都得到两份基因拷贝，一份来自父亲，另一份来自母亲。当你有一个孩子时，你只将其中一个拷贝遗传给了孩子。你的伴侣贡献了第二份拷贝。所以，如果你有遗传性突变，你的孩子有一半的可能会从你那里得到这种突变。此外，一个人可能患有倾向性癌变，虽从未患上癌症，但仍会将此倾向传递给孩子。看起来突变在代际传播了，但事实并非如此。即使是从未罹患过癌症的父母，仍可将癌症的突变传递给孩子。

你的家人有癌症基因吗？寻找这些迹象

遗传性突变家族中会显现出患病模式——这是家族对特定类型的癌症具有遗传易感性的明显征兆。以下是一些提示，表明遗传性癌症基因在家族中游走：

- 在很年轻的时候你的家族成员便罹患癌症（例如，50 岁前得结肠癌或乳腺癌）。

- 有几个亲属罹患相同类型的癌症。

- 你的亲属罹患不止一种癌症。

- 癌症已分别出现在一组成对的器官中（例如，双乳或双肾）。

- 你亲属中有多人罹患非比寻常或十分罕见的癌症。

- 你亲属有特定的出生缺陷，包括与遗传性癌变相关的某些皮肤及骨骼疾病。

- 你家族的一方或双方都是德系犹太人，因为这个族群有更高的携带突变癌症基因的概率。

如果越多的征兆出现在你的家族中，并且更多出现在你家族的某一方，那么遗传缺陷型癌症基因的可能性就越高。

当你浏览这些征兆时，请记住，对远亲癌症的关注应比近亲少，因为你更有可能遗传到家族树上与你更为接近的人的基因。此外，因为你正在找寻从血亲那遗传得来的基因，看看是否有这样的模式：患者都是家族中某一支上的。若乳腺癌出现在你母亲那支的两位姨妈身上，则比乳腺癌一个出现在你母亲那边的姨妈身上，一个出现在你父亲那边的姑妈身上，更令人担忧。

同一基因的突变，应该会导致同一种癌症的发生，看起来好像是理所应当，实则不然。突变并非直接导致了某种癌症的发生，而是增加了癌症发生的可能性。而且，发生什么样的癌症不仅与基因类型有关，还因人而异。大约有 50 个遗传性的癌症综合征。下面我列出了一些最为常见的癌症综合征类型、相关（突变）基因的名称，以及易罹患的主要癌症。请记住，医生不会为以下所有癌症综合征定制基因检测项目。首先，你、你的遗传咨询师和你的医生必须缩小范围，看哪种最有可能。前提是你得提供家族癌症史的相关信息。

看看你那罹患有癌症的家人是否符合这些模式。正如我将在后面的章节中所要解释的那样，遗传咨询师经过培训，会帮助你完成识别模式的过程。

遗传性癌症综合征

遗传性乳腺癌和卵巢癌综合征
　　相关基因：BRCA1 和 BRCA2
　　相关的癌症：乳腺癌、卵巢癌、前列腺癌和胰腺癌，以及黑色素瘤
家族性恶性黑色素瘤综合征
　　相关基因：CDKN2A 和 CDK4

相关的癌症：黑色素瘤、脑癌和胰腺癌

李 - 佛美尼综合征

相关基因：TP53

相关的癌症：乳腺癌、软组织肉瘤、骨肉瘤（骨癌）、白血病、脑肿瘤、肾上腺皮质癌（肾上腺癌）和其他癌症

考登综合征（PTEN 错构瘤肿瘤综合征）

相关基因：PTEN

相关的癌症：乳腺癌、甲状腺癌、子宫内膜癌和其他癌症

林奇综合征（遗传性非息肉性结直肠癌综合征）

相关基因：MLH1、MSH2、MSH6、PMS2 和 EPCAM

相关的癌症：结直肠癌、子宫内膜癌、卵巢癌、小肠癌、胃癌和膀胱癌

家族性腺瘤性息肉病

相关基因：APC

相关的癌症：结肠直肠癌和多发性非恶性结肠息肉

多发性内分泌肿瘤 1 型（MEN1）

相关基因：MEN1

相关癌症：胰腺内分泌肿瘤、（通常为良性）甲状旁腺和垂体腺瘤

多发性内分泌肿瘤 2 型（MEN2）

相关基因：RET

相关癌症：甲状腺髓样癌和嗜铬细胞瘤（肾上腺肿瘤）

希佩尔·林道（Von Hippel-Lindau）综合征

相关基因：VHL

相关的癌症：肾癌、神经内分泌肿瘤、血管网状细胞瘤和嗜
铬细胞瘤

本书最后附了一个较长的列表，其中列出了更为详尽的关于各种综合征相关模式和特定家族征兆的信息。当你开始探究你的家族史时，我劝你看一看这些内容，尤其是那些似乎与你的情况息息相关的东西。然而，现在，重要的是要全面了解遗传性癌症综合征，并了解家族中的癌症模式，它们或是你自己是否携带有癌症基因的重要线索。

癌症和家族秘密

1993 年，我完成了博士培养项目，获得了博士学位，并为住院医生的实习工作而兴奋不已。那时研究人员刚刚证明，像我家人所患的这类癌症可以通过特定基因的突变传递下去。在 20 世纪 60 年代，林奇综合征和李 - 佛美尼综合征都是极其罕见的疾病，它极大地增加了乳腺癌、肉瘤（一种罕见的结缔组织癌症）、白血病和肾上腺癌的患病风险，这类癌症被确认为与家族因素有关。20 世纪 90 年代，科学家逐渐认识到发挥作用的真正基因以及与之相关癌症综合征。

到了 1993 年的春天，我的哥哥亚历克斯和我的姐姐比伊被诊断罹患癌症。一段时间之后，他俩看起来好像都康复了。在 30 岁时，亚历克斯发展为转移性睾丸癌。他接受了基于铂的化疗，与副作用作斗争，并幸存了下来。在亚历克斯被诊断出患癌的两年后，最初被诊断为乳腺癌的比伊也接受了化疗，并且病情得到了控制。亚历克斯结了婚，比伊一直忙着照顾家，并且她是一位计算机科学家，还为癌症基金会志愿服务。我与男友在长期交往，对婚姻和孩子感到疑惑，满脑子想的都是如何发展我的职业道路。我知道自己想研究癌症，但在医学研究中，一心一意、坚定不移地钻研于某项研究十分不易，而且我也不确定自己想要关注的是什么。

一直以来，我们家族的癌症始终都在我脑海中萦绕。当我收拾东西，从圣路易斯开车到我在波士顿的住所时，我反复对我们家族具有癌症遗传易感性这件事进行着思索。这对我来说多半是智力的较量，因为即便家族中有与癌症相关的基因，我们也束手无策。那个时候，医生还没有发现有助于控制遗传性癌症风险的手术、药物和诊断检测。不像现在，有很多降低大多数遗传性癌症综合征风险的方法。我将在本书随后的内容讨论如何减少风险。其实，多种途径均表明生物学决定论是站不住脚的。

我的家族中有很多人患癌——而且遍布各地。我特别想知道我家族中父亲那支的情况。我们都亲切地称我父亲为格鲁普，他患有肾上腺肿瘤（称为嗜铬细胞瘤），同时曾患有肺部肿瘤（已成功手术治愈）。我的家人也在私下里议论父亲的弟弟，我的杰克叔叔是如何死于癌症的。他们悄悄地说两兄弟的癌症虽是不同，却有着相似之处，这令人很不安。我父亲的姐姐——姑妈伊维（Evie）患有俗称的卵巢癌（后来，我有理由怀疑这个诊断）。家族中还有年轻时便有睾丸癌的哥哥以及罹患乳腺癌的姐姐。格莱美接受过子宫内膜癌治疗，她的姐姐患有乳腺癌，尽管这些癌症在晚年中出现并不稀奇。从我的角度来看，作为受训医生（又名新秀），格莱美那边的患病情形可是再明显不过了，并没有癌症基因从中作祟。

我无法把父系那支所有的癌症都清晰地描述出来。他们是否是由突变引起的？我也有突变吗？我不知道有什么方法可以把肾上腺、卵巢、睾丸和乳腺癌联系起来。要知道，没有任何一种癌症综合征同时和这 4 种癌相关。但是由于家族中有这么多的癌症，我也没有理由不去担心。

之后，突然发生了一件这样的事：在我入住波士顿边上的新布鲁克林公寓的几周后，我收到了两年前曾给比伊做治疗的医院发来的一封信。我们整个家族都在那家医院参加了一项基因研究。咨询师想让我们知道，科学家们并不相信比伊的癌症是遗传性的，我家人患癌只是由于运气不好。毕竟，我的癌症风险并不高，比伊的孩子也没有。那年 8 月，我飞去参加亚历克斯的婚礼，与家里的其他人一起庆祝。

周日午夜之前，我参加完婚礼回来。我把背包、杂书和跑车放在门厅里，准备睡上一觉，然后早上回到病房上班。我倒在床上，注意到我留言机上的灯一闪一闪的。我按下按钮，查听信息：

提奥，你好。我是妈妈。我不想给婚礼添乱，但是我想让你知道：几周前我做了乳房 X 线检查和活组织检查，发现有癌肿。我应该接受手术。在这之前，我想让你和医生讨论一下，好吗？不要告诉任何人。

家人又患癌。在我对格莱美关注的同时，我提醒自己，70 多岁的妇女患乳腺癌是相当普遍的现象。这显然是一种偶发的，而非遗传性的癌症。

事实上，格莱美确实有一个常见的老妇人更易患的癌——雌激素受体阳性癌。这种癌症比那些通常侵袭年轻女性，并迅速发展的乳腺癌更易治疗。得到此消息后，我再次查阅了一下乳腺癌文献，一种较新的药物——他莫昔芬的疗效给我留下了很深的印象。使用他莫昔芬的这项研究使病情得到了很好的控制，并且已经在许多患者身上进行了试验，这意味着研究报告得到的良好结果应是药物在起作用，而非偶然或偏见。他莫昔芬原本并非用于治疗乳腺癌，它是亚瑟·沃波尔（Arthur Walpole）于 20 世纪 60 年代开发的避孕药，用于阻断雌激素的作用。这一伟大的发现和各方不懈的努力使得他莫昔芬成为第一个有针对性的癌症治疗药物。它拯救了成千上万女性乳腺癌患者的生命。当即我便意识到格莱美康复的希望很大。

第二天，也就是在格莱美计划进行手术的前一天，电话再次响起。

这个电话是比伊从奥马哈打来的：

> 我的医生认为我们在去机场的途中谈到的坐骨神经痛是乳腺癌引起的。它又复发了，在我的骨髓里。你愿意和我的医生谈谈吗？不要告诉任何人。

又是癌症。更糟的是，癌症已转移，深入到了比伊的骨头里，而且还有一些外人暂不知道的更为严重的情况。母亲和姐姐现今正与乳腺癌诊治进行抗争，不难想象，我自己也可能会有那种疾病。

正如我多年来所知道的，对癌症守口如瓶可能源于某些很难控制的问题：焦虑感、想保护自己和他人、羞耻心以及根深蒂固的回避健康问题的文化习惯。我的家人为保守癌症的秘密遍尝了上述种种心路历程，但现在我看问题的角度有所不同。格莱美和比伊都要求我保持沉默，当然我想尊重她们对隐私的渴求。毕竟，我不是患者。她们是不是应该作出关于谁有患病知情权的决定？她们并非真正关心其隐私。她们更多的只是不希望引起其他家人的担心。

当我周一给格莱美回电话讨论她的情况时，她说："我会好的！在我这个年纪患上乳腺癌十分正常！谈论这事儿会让每个人都为我感到担心。要不是因为你是一名医生，我是不会告诉你的。"

"我不想打扰到他人，"比伊说，"在我们说任何事之前，容再缓缓，除非我们对病情对治疗方法了解得更多。"

为让同事对目前的情况有所了解，我邀请他和我一起共进晚餐，并希望他能为此出谋划策。我该怎么办？为什么所有人都不想让人担心？为什么都不想成为麻烦？为什么在本应顾影自怜之时，他们却如此关心他人？

同事让我从"为什么"这个问题中抽离出来，他指出这些问题不可能产生任何真正的答案，也不会对我作出决定产生有益的见解。相反，他给我分析了母亲和姐姐治疗结果的种种可能。他让我猜想保密所会造成的潜在损害，取决于真正的结论是什么。

调查母亲和姐姐的癌症并考虑所有可能的情形，包括最糟糕的情况，的确是个挑战。我从最为切实可行的人那儿着手：如果格莱美和比伊的治疗顺利且成功，我当然可以保守秘密。但我心里一直在提醒自己，在家族中我一直在从事癌症研究。如果不知何故，比伊原先的那个医院弄错了，而且最终发现我们的癌症是遗传性的，我会隐瞒有助于我们更为全面了解癌症风险的信息。如果格莱美在手术台上发生卒中（这是一种罕见的手术并发症，不过还是有可能），我的兄弟姐妹可能会错过最后一次与其交谈的机会。另外，比伊的治疗计划看起来举步维艰，并且她转移性乳腺癌的预后也不容乐观。如果我现在不将其病情告诉我的家人，他们什么时候才能了解到这一点呢？

所以我泄了密。我打电话给比伊，告诉她母亲已患癌，并解释说我无法保守包括她在内的家族健康的秘密。然后我打电话给格莱美，进行了类似的谈话。我预计她们会感到恐惧或生气，但我发现，她俩都并非真的想保密。她们更多的只是不知所措，担心患病之余，不但要对其治疗作出选择，还不得不与每个家族成员讲述疾病的细节。我提出要担任医疗翻译和家庭联络官，这对于一开始便被赋予保守双重秘密的人而言，诚然是份具有讽刺意味的工作（我在家的昵称是泄密阿姨，这是事出有因的）。某种程度上拜此经历所赐，每当有患者不愿意与其家人探讨癌症时，我便建议任命一位可在就医时代表患者与家人交谈的亲人。这个人不一定是医学专业人员，只要擅长提问和搜集信息，且耐心解释复杂情况即可。此策略可以保证沟通顺畅，并避免保守那种并非真正需要保守的秘密（只是传递的信息或许夹杂着专业知识和情绪，让人体感不佳）。有很多关于天生易患癌的说法，这不可避免。当你有能力让事情变得容易时，抓住机会。要驱散这种特殊的秘密并不难，且你分享的信息最终可能挽救你至爱的生命。

我们所有人都明白比伊活不过一个月。在此前的几周，我们都放弃了自己的日常生活，前往她那儿与她和她家人一起共度。只有一个例外：格莱美因肿瘤正在接受放射治疗，每周 5 天都得待在家里。她会在周末的时候过来。

在我抵达比伊的医院后的几天里，癌症正在侵袭着她的肝脏。我仍然密切关注着她，希望能以某种方式帮助比伊恢复。家人们也期待着她能奇迹般的康复。我们常常这样说：重病终会痊愈。但比伊悄然进入了癌症晚期。格鲁普在比伊的床边向格莱美打了一个紧急电话。格莱美立即乘坐下一班飞机前往奥马哈，把放疗抛之脑后。但赶到的时候，比伊已然逝去。目睹格莱美在见到比伊那刻的场景，令人动容。因为女儿无法在癌症中幸免，我母亲本人也不愿苟活。这些景象可以改变一个人，可以激励你去做你所想象不到的事情。

绘制家族健康图谱

当我回到布鲁克林公寓时，我再一次将背包放在门口。然而这一次，我回归后的生活已然面目全非。我曾经是一名从事医学和科学的好学生，但现在我是一名有追求的女性，而且我会把所有与我目标无关的东西都抛弃掉。我终止了恋爱，因为这不在我的使命范围之内。我决定，将婚姻和生孩子的事情往后推迟，暂不考虑。医院轮转有助我更好地了解疾病，特别是癌症。我决定将所有的精力都集中在职业规划上，并最终参与到对遗传性癌症家族基因的鉴定和分析的工作中来。

与此同时，我的任务显得更为紧迫。尽管比伊原先的医院已给了我报告，但我有理由再次怀疑家族中是否有癌症基因。这一次，我考虑的不只是我的家族史。我拿出一支铅笔，首次试图在纸上道出我们家族的癌症故事。我画了一个家谱，这是我作为一名研究生，通过家族的世代和分支来跟踪疾病的工具。当时，用铅笔和纸很是常见。如今，有很多基于网络的程序可以帮忙绘制家族谱系。

在谱系中，家族中的每个主要分支的族裔遗传信息都在顶部。然后每一代都由一条线表示，就像树上的一个分支。世代被赋予罗马数字，并且每一代人都会有一个阿拉伯数字。正方形代表男性，圆形代表女性，他们的当前年龄或死亡时的年龄写在图形上方。两个图形之间的水平线表示婚姻或结合，水平线往下的垂直线指向后代。兄弟姐妹由一条水平线连接。如果一个人已经死亡，在正方形或圆形里画上斜线，将死亡原因写在下面。每个患癌的人都会在自己对应的符号里留下标记，这种标记是由他们所患癌症的种类决定的。你可以在谱系中看到一些常见癌症的标准标记，但并非所有的癌症都有标准化谱系标记。重要的是，在家谱底部使用一个明码，以便其他人可以解开所选择编码家族史的方式。

就此，下图表明了我的家族谱系对我而言意味着什么，它涵盖了四代人。

如果你对家族中的癌症有任何疑问，那么进行这样的练习就是必需的。我建议现在起草一个家谱。如果不太可能，那么就竭尽全力，尽快起草。我绘的谱系展示了四代直系后代，包括尽可能多的世代和家族成员。如果你可以回溯比我更多的世代，那么就请这样做吧！如果你有亲戚、同胞兄弟姐妹或未知父母的神秘亲戚，也请加上他们，即便你必须为他们制作特殊的系谱分支。在纸上或屏幕上，你更有可能看到以前没有注意到的模式，或了解到你需要更多信息的位置。如果你以后决定与遗传咨询师一起工作，那么没有一个尽可能完整的谱系便是徒劳。

如果你创建了一个谱系却发现它并不完整，怎么办？不要灰心。我们大多数人都无法填补空位，这是行业中不为人知的秘密。你可以看到当时我无法填写我谱系中的几条信息。医生、遗传顾问

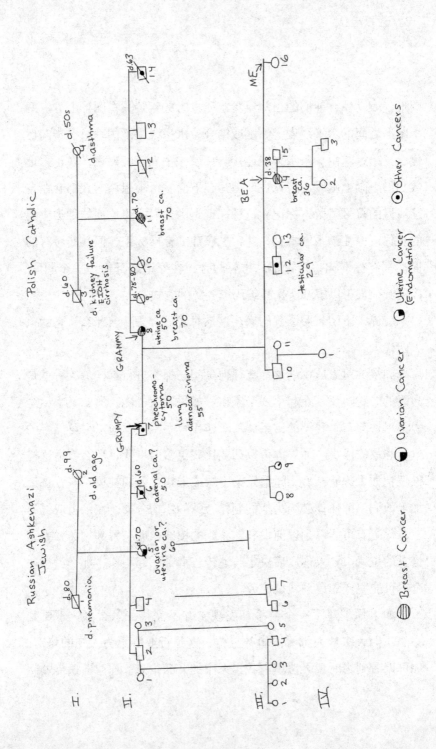

以及网站和小册子的作者会建议你在采取下一步之前创建一个家族谱系（他们可能会使用不同的短语，如"填写你的家谱"），例如看医生或遗传咨询师。但将家族信息纳入谱系是困难的。所以我现在就说：预计你的谱系中会有空白点。即使全身心投入，期望家族成员帮忙获得关键的医疗信息也绝非易事。期待能听到那些在患病过程中的迷失与彷徨故事，接下来的章节将帮助你找到解决这些问题的有效方法。

我了解许多患者在填写家族谱系时所遇到的困难，因为我自己就遇到过。当我在准备上面的谱系时，我再一次看到了那棵布满癌症的家族树。尽管如此，它并没有遵循我可能与特定遗传性综合征有关的模式。那时我不知道的是，对有些事情我知之甚少。

3

以家族史为例：沉默还是爆发

早在很久以前，甚至是我在布鲁克林公寓里第一次尝试对我的家族癌症谱系进行研究的那个下午之前（那时比伊还未被查出患有癌症，我也并未想过家人可能携带有癌症基因），我就意识到家人们不会轻易让我对他们的医疗情况有所了解。我的家族有着不为人知的秘密。

这种秘而不宣的做法实在具有讽刺意味，因为我的母亲格莱美一向都很重视诚实守信。她和我的父亲格鲁普在 20 世纪六七十年代抚育了我们几个兄弟姐妹，在那个时代美国人着迷于一些不太可信的东西或人：加热即食的快餐、塑料家具、尼克松。格莱美清醒地认识到这种风气品位太低，她希望一切都是实实在在的：她坚持用真正的木头做壁炉；在密歇根的雪地上跋涉数小时，只是为了砍下一棵真正的杉木圣诞树；让孩子们长大后成为有用的人；确保我们总是说实话。

不幸的是，如果我总是实话实说，父母就得面对一些不太令人愉快的事实。8 岁读小学的时候，我的学习成绩很糟，还总是想不经过努力就能通过小提琴课程。我的兄弟姐妹（比伊、亚历克斯和托尼）分别是成功的音乐家、运动员和学生，而我没有雄心壮志。我不想让格莱美伤心，不想告诉她我讨厌学校和小提琴，所以……我撒了谎。

我是一个颇有天分的说谎者。为了寻开心，我会在晚上把格鲁普的鞋子藏起来，这样他在早上起来的时候就会嚷嚷鞋子不见了。可是，当他转过身去的时候，我就把那只鞋放在他已找过的地方。

几分钟后，我会扮演英雄角色，奇迹般地找回他那"丢失"的鞋子。当格莱美问我，在她外出期间我是否练琴了时，我会板着脸告诉她"才练了短短一个小时，但还是很令人愉快的。"正如我的母亲喜欢说的，我的"手臂不发达，但想象力爆棚"。

幸运的是，我有一个富有创造力的盟友：杰克叔叔。每年格莱美和格鲁普都会带着我们，乘坐灰蓝色的道奇旅行车，从位于密歇根州卡拉马祖的家中出来，去看望远在东海岸的亲戚几次。我们总是在新泽西停下来拜访父亲的弟弟、我的杰克叔叔，以及杰克的妻子格拉迪斯（Gladys）。杰克和格拉迪斯的豪宅与我们家那种 20 世纪 50 年代的平房风格迥异。杰克和格拉迪斯的房子里有一个大厅，还包括一个步入式衣橱。他们的餐厅里有一个我以前从未见过的长而光滑的餐桌。他们有一个很大的院子，无论我跑到房子的哪个窗口，永远都看不到邻居的屋子。他们的客厅里布满了镜子，有时我想知道，我究竟在客厅里，还是在一个客厅的反射光里？他们的壁炉芬芳四溢，没有火，没有烟，只放着塑料质感的壁炉干材。

我和杰克叔叔会坐在房间里的沙发上一起拉家常。

他告诉我他的外祖父母海曼（Hyman）和摩特·西尔弗斯坦（Motlu Silverstein）在 1911 年与他们的 9 个孩子移民到新泽西之前可能是俄罗斯皇帝的臣民。杰克本人对他父亲那边的情况不太了解，但他确实告诉过我他刚出生时的名字叫作雅各布·罗森布鲁姆（Jacob Rosenblum）。1939 年，杰克想在新泽西州卡姆登申请教师职位，但朋友告诉他如果用雅各布·罗森布鲁姆这样的名字，是无法申请成功的，他需要一个很好的"盎格鲁 - 撒克逊"（Anglo-Saxon）① 名字。所以杰克的父母和我的祖父母把姓氏改为罗斯，杰克的名字改为威廉。杰克后来因此得到了这份工作。

杰克有告诉我，我的父亲（一个具有俄罗斯和意大利血统的犹太人）和我的母亲（作为一个波兰天主教徒长大的人）是如何私奔、如何在教会结婚并搬到中西部地区开启新生活的。杰克说，两边的家庭最终原谅了他们，因为我的父亲是个幸运的人，而我的母亲则美丽动人。

我的父母，迷人？对我而言可是个天大的新闻。

"你知道，"杰克一边用手拨了拨他那浓密的头发一边说，"你妈妈喜欢高雅的音乐和精湛的艺术，她的背景有些神秘。如果说你

————————————

① 现今大部分英国人、美国人都是盎格鲁 - 撒克逊人后裔。盎格鲁 - 撒克逊人为美国的主体民族，备受精英群体的推崇。文中此处意在强调：取一个"正统"而主流名字，对个人发展，大有裨益。

的母亲是斯拉夫王族的后裔，我都不会感到吃惊。那样的话，你的曾祖父就是我祖父的君主。"

"别扯了。"我说。

"扯"这个词是我们彼此之间的一个玩笑话，也是一个暗号。杰克曾向我解释说"扯"是一个非常灵活的词，几乎可以表达任何想法。

"咱们来闲扯一会儿吧。"每次一坐到沙发上，杰克就可能会这样对我说。

"当然好，"我会说，"我都在车里好闷了好几个小时了。"

"我猜你一定已经烦透了。"

我们都喜欢滔滔不绝地讲话。有一次，我简直笑倒在了沙发上，他见了更是大笑不止。没有人会知道这件令人难堪的事，他向我保证。

"谁敢说什么是完全正确的？"他常这么说，"谁敢说你所谓的真相永远没有错？"杰克相信即便说了谎，也只是因为这样能使人们（包括你自己）免受不必要的痛苦。每次探访他的家，我都像一个即将刑满释放的囚犯那般充满期待。

然而，杰克到底还是离开了我们。我最后一次看到他是在1974年，当时我只有11岁。我没有在房子里跑来跑去，而只是和格拉迪斯及其他人一起呆坐在饭厅的桌子旁。父母告诉我，杰克会跟大家打个招呼，但他从卧室出来后，自始至终没说一句话。他回避着每个人的目光，穿着睡衣走进了饭厅。在溜回房间时，他也只是侧着脸向大家挥了挥手。大人们摇着头，喃喃地说他整天只知道吸烟和睡觉。再一次去他们家的时候，我没有看见杰克，也再没有人提到他。

我当然知道杰克已经不幸逝去。我知道谈论他是个禁忌，虽然没有人直接跟我说不许提及他的死。这种事情往往被认为是个人隐私，甚至有点儿让人丢脸。成年人的悲伤是实实在在的，却隐藏在轻声私语之中（大人们在觉得我已经睡着了后，便开始低声交谈）。每次格莱美和格拉迪斯通完话，她都会叹气道："格拉迪斯现在说话如此有气无力，就好像也被带走了半条命。"

我对杰克的事一知半解，决定不再去想这些大人们闭口不谈的问题。我认为，如果将自己的心思都放在追求事业的成功上，大家都会更为高兴——至少表面上会如此。我咨询了外号为"行家"的比伊（在杰克离去之前，他曾帮我给每个熟人起绰号）。我问她怎样才能通过七年级的课程考试，怎样才能看起来更有雄心壮志。她帮我制定了一个简短而有效的计划。第一步是每天早上一起床便苦攻一门课程，每天10分钟。正如我每天放学后都花15分钟练习小提琴那样。我在完成这些事项后，才能做任何我想做的事情。

密歇根人吉尔达·瑞德尔（Gilda Radner）是我最喜欢的一个"大人物"。她在喜剧界很有名。在我做完要做的事之后，有时会和比伊一起收听她的节目。而到了星期六，所有人都会充满期待地等着看瑞德尔在《周六夜现场》中对罗莎娜·罗莎娜达娜（Roseanne Roseannadanna）这个角色的精彩演绎。我严格遵循比伊的学习秘诀，在练习小提琴的同时也没落下"大人物"的表演。这一切很有效果，我的成绩有所提高，开始上道了。每次遇到困惑的时候，我都会想起罗莎娜·罗莎娜达娜的教导，并用她那尖细的声音对自己说："别在意，再试一次。"

在当时，保守癌症的秘密是很流行的做法。人们避免谈论癌症，特别是造成死亡的那些癌症，甚至鼓励孩子们参加其他活动以释放悲伤的情绪。在一定程度上，这个策略起到了作用，至少对我而言是有效的。我认真学习了小提琴，从高中退学并在印第安纳大学上了音乐学院。然而，我真正希望成为的却是一名医生，这可能是出于对癌症之谜的好奇吧（谁不想知道秘密呢）。最终，我上了大学，并作为医师接受了研究生培训。

不过，由于这种对患癌秘而不宣的文化，很多重要的家族信息会被掩盖起来，甚至完全消失。在我们的诊所中，患者经常会说"我们从未谈论过健康问题"或"癌症是父母从未讨论过的东西"。从某种意义上说，这些患者是幸运的。他们意识到自己不清楚家人患癌的具体情况，而很多人甚至压根儿就不知道家里曾经有人得过癌症。

例如，一位患者告诉我们，她的母亲在46岁时罹患了乳腺癌，却隐瞒了自己的患病情况。对于癌症谱系而言，这是一条非常重要的信息，因为女性在50岁之前患乳腺癌是遗传性癌症综合征的一个危险信号。但那是在20世纪60年代，人们对癌症避而不谈。那时，医生还不知道有遗传性癌症综合征。直到几年后，当母亲的癌症复发时，她才把病情告诉了孩子们。如果她的母亲没有复发，孩子们将永远不会知道自己母亲曾罹患过癌症。有时候，保守癌症的秘密也会影响医生的判断。在吉尔达·瑞德尔死于卵巢癌的几年后，她的丈夫吉恩·怀尔德（Gene Wilder）告诉媒体，瑞德尔的癌症长期都未被诊断出来。当瑞德尔去看医生时，没有人问她是否有家族癌症史（这是在 20 世纪 80 年代，当时已确定卵巢癌可在家族中遗传）。如果她的医生知道瑞德尔的祖母、姨妈和表亲都患有这种疾病，或许会更早地作出正确的诊断，而她也许能得到更为快速有效的治疗。

对于各种医疗记录，尤其是与癌症有关的医疗记录，我们现在所持的态度更加开放了。贝蒂·福特（Betty Ford）于 1974 年披露了自己的乳腺癌治疗方案，而瑞德尔也描述了她在 1986 年被诊断为卵巢癌后所经历的艰辛。这些都为癌症渐渐为人所知起到了推动作用。但是，那些早期在癌症谱系中出现的错误和遗漏仍需要我们去修正和填补。如今仍有很多人不愿把患癌的事实告诉其他人，类似的例子经常能在我们诊所里见到。如果你不这样认为，那么就看看麦芳玲（Phuong L. Mai）等人在美国国家癌症研究所杂志上所发表的研究报告吧。这项研究表明，人们在叙述癌症病史时，提供的信息通常是不准确的。调查人员向一千多名康涅狄格州居民询问了他们近亲患癌的情况，然后根据注册表、医疗保险数据库、死亡证明以及其他健康档案中的数据检查了这些信息。在这些居民提供的癌症病史中，40%~75% 的内容含有错误。其中，对乳腺癌的报道最为准确，对肺癌的报道最不准确。例如，一个亲属的"肺癌"是起源于肺部还是转移到肺部，经常会令人感到困惑。

那天在布鲁克林公寓的住所里，当我试图画出我的家族谱系时，我意识到应该更好地去了解杰克的死亡原因。这些年来，我发现了更多关于他病因的蛛丝马迹。杰克去世 10 年后，也就是在我 21 岁的时候，格鲁普被诊断患有嗜铬细胞瘤。这是一种肾上腺髓质肿瘤（肾上腺髓质是肾上腺的内侧部分，它分泌肾上腺素类激素）。家里老人们都在私下里议论杰克与格鲁普患癌的部位正好"对称"。那时我还没去医学院，依稀听说杰克好像还患有肾上腺癌。从那以后，我一直这样认为。但是当我在 8 年后查看谱系时，已是实习医生的我开始对此表示怀疑。肾上腺癌是很罕见的。对比我家人所患的其他癌症，它不符合任何已知的模式。当我仔细思索描绘家族谱系的论文时，我注意到代表姑妈埃维癌症的那条斜线。这时格鲁普正在接受癌症治疗，而大约与此同时，有某些家人说姑妈埃维被诊断为"卵巢癌"。但是当我坐下来看报纸时，我记得还有其他家庭成员说姑妈埃维得的是"子宫内膜癌"。经历过专业训练之后，我已非常了解女性生殖系统中癌症的诊断其实经常被混杂在一起。搞清楚究竟是哪一种癌是很重要的，因为这些癌症可能会对应不同的遗传性癌症综合征。如果能够了解到杰克和埃维的癌症真相，我也许就会发现我们家族的癌症谱系与已知遗传性癌症模式正好符合。

我也意识到，了解我们的癌症真相会很困难。据我所知，这并不是因为家人们想要隐藏哥特式的秘密，把骨架拴在秘密地牢的墙上，把小孩锁在阁楼里。这只是癌症。但是，我们仍然长期保持着默契，不去谈论那一代的癌症，就像出于对音乐和对家庭长者的尊重那样不去谈论它。这种做法已深深地根植于我们家人的心底。触及这个话题可能会扰乱家族生态系统，破坏已有的平衡。提出这方面的问题会让人感到尴尬。作为家族图腾柱上最小、同时也是最底层的一员，我以为我不可能成功。我很高兴自己作为一名实习医生，能够有一个借口不去探索那些被禁止的领域。毕竟我将成为一名医生、一名研究人员，我需要把我所有的注意力集中在我的教育和患者身上。至少，我是这样告诉自己的。

我所遇到的困难是很具有普遍性的，虽然我当时并没有意识到。如果家人不公开谈论癌症，那么你怎样才能获得准确的家族史呢？对于医疗记录模糊的家族、疏远和有冲突的家族以及被收养的人，类似的问题很是常见。多年来，我学到了一些有用的工具和解决方法。

挽救家系图

想象一下，你已经在白板上绘制了自己的家族谱系。用圆形标出女性，正方形标出男性，并通过实线表示他们的婚姻和生育状态。现在想象一下，这些实线在你眼前有的变成了虚线或曲线，有的断裂开来，也有的形成并排的两行。

刚刚发生了什么？

白板上所绘制的新构图的官方名称是家系图。家系图与家族癌症谱系很像，但它不仅仅表明了家族的癌症史。家系图是心理学中使用的工具，其主要关注点是情绪。与以事实为基础的癌症谱系不同，家系图有专门的形状和线条的词汇，用以表达家人在压力下行事的方式。当很难了解到有关家庭健康的信息时，家系图可以帮助你理解这是为何。

要创建一个家系图，必须从你的癌症谱系开始。如果你无法填全你的谱系，不要担心，尽你所能即可。如果你对家庭成员或癌症存在不确定，请在谱系上作标记。然后，一旦绘制了你的谱系，添加描述情质关系的特征。例如：

和谐

在两个人之间画一条直线表示和谐的关系。

亲近

两人之间的双线表示非常密切的关系。

疏远

虚线表示遥远的关系。

冲突

两条虚线意味着关系中存在冲突。

绝交 / 陌生

.... // ....

带有两个斜杠的虚线表示两人之间不说话。

敌对

〜〜〜〜〜〜〜〜〜〜〜〜〜〜〜〜

波浪线或曲线意味着这种关系是敌对的。

如果愿意的话，你也可以使用其他标志或描述情绪的词汇。上面的例子是一些基本思路，让你可以开始着手绘制家系图。家系图背后的理念在于家族是一个系统：当家族成员感到焦虑时，系统会变得不稳定。为了寻求稳定，人们作出的反应往往是令人不愉快的。在询问患者家族病史时，你常会遇到一些尴尬的场面，比如被问及"如果我把家族病史告诉你，你会帮我吗？"这样的问题。有些问题过于直截了当，就像询问别人"为什么你和姑妈珍妮不再来往了？"一样，不合时宜。

家系图可以更为明显地将家族中的一些模式表现出来。其中包括：

- 冲突：当人们感到焦虑时，他们可能会主动寻找冲突。在你们家族里是不是有这样一个人，虽然你知道他患了癌症，知道他了解其他家人患癌的消息，但你还是会因为这个人喜欢寻衅滋事而对他敬而远之？你把他和自己用两条虚线连起来了吗？

- 疏远：你的家人是否倾向于用沉默来处理问题？这种应对
  模式可以被伪装成健忘（"哦，我还没看到你的电子邮件"）、
  优越感（"我不会浪费我的时间进行这种对话"）或保护心理
  （"不必担心这些事情，你还太过年轻了"）。我总是告诉自己
  是因为工作太忙才没有过问杰克叔叔为何去世，其实这也是
  在逃避问题。我用一条虚线把自己和杰克叔叔的遗孀格拉迪
  斯连了起来，又用两条直线连接起格拉迪斯和杰克。据我所
  知，这两条直线是紧密的，并无冲突。

- 陌生：有时候家族中有些人彼此不交流，这可能就需要你与
  那些不知道如何应对紧张情绪的人打交道。例如，格莱美在
  她上大学后便不再与哥哥乔（Joe）进行交流，现在乔的情况
  对我们所有人来说都是神秘的。在我很小的时候，格莱美曾
  带我去看过她在费城的房子，在那里我见到过乔。虽然乔住
  在那里，但我们并没有待太久。我觉得很奇怪，但没有胆量
  问任何有关的问题。当我们走出屋子时，格莱美低声说她再
  也不会跟乔说话了。在我们的家系图上，格莱美和乔之间是
  一条带有两个斜杠的虚线，中间断开（当然，有些人因为遭
  受虐待而决定不再与家人联系，可能也是一个明智的选择）。

- 三角态势：当两个人将第三人视为"问题"时，会出现三角
  态势。如果你决定询问与癌症病史有关的信息，其他家族成

员就可能一起抱怨你给他们带来的麻烦。这种三角态势会减少他们内心的焦虑，并使他们之间的关系更加稳定，但这会让你感到不舒服。

绘制家系图是为了帮助你收集关于你家族癌症病史的信息，并据此描述家族内部的人际关系。如果你的姑妈与所有的侄女和侄子亲近，但在涉及癌症的时候会守口如瓶，那么也要将这种关系标记为"疏远"，这只是出于谈论你家族史的考虑。要根据当前的关系状态而非过去的感觉标记家系图。如果你的祖母和姐妹已经生疏了多年，但如今又建立起很好的关系，那么你的记载应该被解读为"和谐"，甚至是"亲近"。

从你的家系图中可以看出你家人处理癌症焦虑情绪时所喜好的方式。癌症给我们带来巨大的损失，使我们大多数人闻之色变。它给我们带来死亡和痛苦。有些人会对患病感到羞耻，特别是对于因吸烟而患病的那些人。原本理性的人也会禁不住对癌症产生迷信思想，认为如果他们不谈论癌症，便不会莫名其妙地患上癌症。有些人在谈论到具体的身体部位（如乳房、子宫、睾丸、卵巢、前列腺）时，会感到非常不舒服。这些信息通常都是私密的。包括疏远（以大量虚线表示）、陌生（以虚线和斜杠表示）、三角态势（两个人之间是代表紧密联系的双线，但双线被第三个人以某种方式切断）在内的各种关系，反映了人们在处理焦虑问题时存在的大致问题。

这些关系会使我们难以获得家族史的信息。编制家庭史的过程会让人感到尴尬，有时你甚至不被允许去做这样的事。如果我在努力完成家族谱系之前，便学习了家系谱的相关知识的话，我就会明白其中不仅存在亲近的关系，也存在疏远的关系。比伊和母亲在得知自己患癌的时候，立刻向我进行了倾诉，接着又让我保守秘密。家系谱中人与人之间的关系也许就解释了她们对待不同人采用不同做法的原因。而且，这或许也是大家会对杰克患癌一事遮遮掩掩的原因吧。我也会看到另一种缺少沟通的形式：相较格莱美那边，我似乎更为了解鲁普家族那支，并且与格鲁普的家人感情交流得也更多。

即便焦虑关系会使事情变得更为困难，心理学还是提供了一些获得真相的建议。得克萨斯大学西南医院肿瘤支持服务兼临床负责人杰夫瑞·肯德尔（Jeffrey Kendall）教授，帮助我们的患者对疾病作出主观反应，并与他们的家人进行艰难的对话。他指出，某些做法对一个家族有效，对另一个家族却无效，所以有无数的方法能够帮你了解到真相。相较其他方法，有一些更为有效率，不过这都依赖于家族氛围。肯德尔认为，影响家族史和遗传学的头号因素是人们普遍缺乏健康素养。"遗传学尤其复杂。人们（患者和专业人员）并不完全了解遗传学。为什么我们寄希望于家族成员能通过一次对话或发送电子邮件就能对此了然于心？"他继续说，"让患者及其家属知道这对每个人来说都是颇有难度的，是一个不错的开端。由于缺乏健康素养，因疾病或基因突变而带来的责备、内疚、羞耻和恐惧等问题可能源于缺乏理解。"

　　我们指派给肯德尔一个人，请他帮忙对家庭沟通进行指导时，他在办公室里告诉大家，咨询应包含三个步骤：

（1）咨询之前

（2）咨询期间

（3）咨询之后

　　在咨询之前，肯德尔告诉患者，可找他本人、遗传咨询师或医生来进行咨询，必须写下他们想要讨论的相关信息。他建议患者写短句，因为这将帮助医生更好地理解患者的所思所想。当然，患者想说的内容，也取决于家族内部的结构组成情况。正如家系图中所示，这就是家族内部结构组成的作用所在。比如女儿打算与一位非常情绪化的母亲进行交谈，此时如果有一位与母亲并不亲密的人在场，那么想让母亲透露非常有价值的患病信息将是十分困难的。但如果告诉母亲这会帮助到她的子孙后代，母亲可能会对信息交流持更加开放的态度。另外，如果是与母亲所爱的同为工程师的孪生兄弟进行交谈，那么这位孪生兄弟可能会想尽一切办法来帮助他的孪生姐妹。在进行这些讨论之前，肯德尔还教导我们的患者在交谈之前要保持平静，包括深呼吸、冥想、自读短句、消除对过去错误的想法，并对未来充满希望。

　　在咨询期间，肯德尔建议应向父母强调并解释为何这些信息对患者的未来至关重要。他建议要专注于建立合作关系，用简短（但不散乱）的句子表达意见，鼓励大家提出问题，并且情绪上要积极正面。

在咨询之后会发生什么，取决于咨询期间已发生了什么。如果你的父母假装一无所知并说"我不记得"，或者是大发雷霆地答道"你太烦人了。为什么要说这些烦心事儿，走开！"，你仍然应该继续询问。肯德尔提供了这样的建议：不要指望父母的回应会简洁可控，应尽你所能做好准备。毕竟，你无法控制在咨询期间发生的所有事情。咨询之后的重点在于巩固：记下信息，并尽可能地跟进，以让家人知道你发现了什么，以及会给家人带来什么影响。

肯德尔指出，通常在家族分支陌生的情况下，患者可能需要做更多准备（长时间冥想或想办法找一个支持者），并尽力引导大家关注于未来（虽然过去彼此陌生，但"亡羊补牢，为时不晚"）。肯德尔说："准备工作必须符合实际谈话的难度和需求。"通过关注未来，你"避免了沉默、谎言以及家庭内部的不和谐"。他建议道"无论过去怎样，我们都需要这样做，因为只有这样才能让家人的认识得到提升从而保护我们自己。"家人往往会对错误的历史念念不忘。这就是为什么我们需要在咨询之前构建家谱（由家系图表示）的原因。由家人来决定进行一对一交流，还是一群人坐在一起沟通。肯德尔说："如果当时能有一位 85 岁令人尊敬的祖母支持你，会对交流大有帮助。而如果她的存在可以让你放松下来，那就更好不过了。"

密歇根州法明顿·希尔斯（Farmington Hills）焦虑症治疗中心主任卡洛琳·戴奇（Carolyn Daitch）博士就如何与患者沟通癌症病史，提供了进一步的建议。她认为首先应对对方的担忧表示理解。

与对癌症不甚了解且关系一般的人进行交谈时，这招可能会特别有用。戴奇推荐使用类似这样的开场白：

我完全理解让你谈论这事儿也许会令你感到为难，但我想知道是否能选一个恰当的时间，让我问你一些关于家人的问题，这对我而言非常重要。

"这样做会比较安全，"戴奇说，"如果我们能考虑一下别人的感受（不情愿、恐惧或抵抗）并认可这种感受。而且患者也会更愿意证明这样描述他们的感受其实是错误的。"

当有人不愿分享信息时，戴奇建议用下句来开导：

你内心知道这样做是对的。

用一种友好的、鼓舞人心的声音，而非忧郁和强迫的声音来说。戴奇说："这样能更好地与他人交流。"

当然，没有任何一种沟通方法是放之四海而皆准的，当然也没有一种会是全然无效的。我想我在向家人提出相关敏感问题的时候，会采用与实验室同事或实习生类似的谈话方式。我在说话的时候会根据每个人的个性来采取不同的方式。这个研究生在得到积极反馈后才能振奋精神吗？这个新员工在相对严格的管理风格下才会做得更好吗？是什么帮助每个人作出更好的决策，又是什么让人踌躇不前？实验室里有没有两个完全一样的人，家族里的所有成员也是如此。需要顾及每个人，尊重并接受他们的现状。这项工作也许会让你感到压力山大，但这种压力往往是好的，最终会让你们建立更加开放和亲密的关系。

家系图可能会帮你发掘出家人中学识最为渊博的那位成员（此人有很多双线连接到其他人）。你总是可以试着要求那个人帮你完成项目。比如，比伊是我们家 4 个孩子中年龄最大的那位，同时也是最聪明的一个。当她还活着的时候，她就是那个让大家都信赖的人。她也是能够准确记住家族情况的人。我敢打赌，她一定已经知道了关于姑妈伊维的癌症真相。我希望在她和姑妈都去世之前，能更多地从她那儿打听到关于姑妈伊维的事情。

根据以上建议，还有以下方式可以让我的患者成功地收集到家人的医疗信息：

- 在家人聚会或婚礼时提问。此时，几乎每个你想与之交谈的人都集聚一堂。你无须通过电话询问，只需要在享用土豆沙拉或开胃菜时悄悄地和家族成员逐一开聊即可。

- 在葬礼和追悼会上与家人交谈。虽然这样做可能会给大家带来压力，但通常此时的信息更为真实，沟通起来也更为有效。准备好想问的问题，并选择最佳时机提问。

- 追查家族成员的死亡证明也许能有所帮助。这些材料是公开的，可以从各州的人口统计局或vitalchek.com网站直接获取。

- 使用社交媒体查找疏远的家族分支。如果你不是太迫切需要了解自己的家族历史，可以先通过了解他们的喜好慢慢建立起联系，然后再适时提出你的问题。

- 当家族成员闭口不谈时，询问不同的亲属。换句话说，如果你无法直接得到信息，就请采取迂回的策略。你的父母（即便你是中年人）可能仍有保护你免受不愉快信息侵袭的老习惯，而叔叔、姑姨和表亲或许更愿意说话。

- 不要让家人对医疗信息是否准确作出判断。一位患者的亲属告诉他家里没人患癌，但当医生"声称"她的叔叔罹患有乳腺癌时，便很是奇怪了。当然，这名男子确实死于乳腺癌，而这一关键信息意味着我们的患者需要接受 BRCA1 和 BRCA2 突变检测。

- 不要只向你的家人询问你所不确定的事情，还要仔细检查你自以为知道的事情。你可能听人说你的姨妈患有脑癌，而如果你反复询问他们"你确定她患的是脑癌吗？你是如何发现的？"你就可能发现这些人只是在重复所听说过的第三方消息。请尝试去找了解诊断信息的当事人。

- 见遗传咨询师。咨询师可以帮助你联系家族成员。并且，在家属许可的情况下，遗传咨询师可以代替你提出关键问题，而且还能努力获取到每位家族成员的病历。如果征得了你和家人的同意，遗传咨询师甚至会代表你与家人取得联系（在"遗传咨询、基因检测以及与家人沟通"一章中，我将更多地解释遗传咨询师这一职业，告诉你他们的职责是什么，以及如何找到合适的遗传咨询师）。

经常写下你所学到的东西，以防止焦虑和遗忘。

把自己想象成一位侦探、疯狂的科学家或者操纵大师是有好处的。我所知道的一个最令人惊讶的例子，将这三者有机地融合在了一起：为了了解自己的家族病史，一位患者专门预定了与母亲相同的航班，并在飞机上用伏特加把她灌醉，然后向她提出质问（这位患者发现家族中确实存在一个被隐藏了的卵巢癌家族史）。这或许不是心理学家所推荐的方法，但我在这里想要表达的信息是，有时你必须无所不用其极。

家人所研究出的结果并非总能符合我们的预期。如果你无法对家系图或系谱中的每一个癌症或死者分门别类，那是再常见不过的事了。如果你所做的只是确定了未知的信息，那么仍然可以说你已向前迈进了一大步。你的调查没有尽头，与家人的对话可以持续下去。随着时间的流逝，你会得到越来越多的信息，只要你保持耳聪目明。

模糊的事实：当家族的癌症真相迷失于历史长河

我从没能对杰克的癌症有足够的了解。大家都称他所患的是"肾上腺癌"，但外行人使用这个词其实并不恰当。最常见的"肾上腺癌"实际上是从其他部位发展而来的肿瘤，比如癌变开始于肺部，然后才通过血液扩散到肾上腺。另外，还有一些罕见的癌症，像格鲁普所患的嗜铬细胞瘤，起源于肾上腺，它会使能引起焦虑的肾上腺素过量产生。其他原发性肾上腺癌被称为肾上腺皮质癌，也很少见，可以使导致躁狂性格的激素过量产生。我想，杰克多彩的个性和语出惊人的说话习惯，很有可能是因为激素失衡。

但那只是我天马行空想象而已，并没有关于杰克叔叔的肿瘤数据。我到新泽西的医院寻找他的诊治记录，但为时已晚——记录已被销毁。在电子记录时代之前，大多数的医院存储空间有限，所以销毁先前的记录也在情理之中。失去医疗记录是家族性癌症探秘过程中反复出现的问题。有时我们一无所获，举步维艰，能做的只有绞尽脑汁地回想诊治时所听到的只言片语。随着电子病历的兴起，病历信息被丢失的情况将会变得越来越少。但是，你可能会遇到另一个问题，即"HIPAA[①]禁止我们向你发送相关记录"，具体来说指的是法案中的隐私和安全规定。不管出于什么原因被告知无法获

---

① HIPAA:《健康保险携带和责任法案》(Health Insurance Portability and Accountability Act)

取医疗记录，都别轻言放弃。如果医院或医生办公室引用 HIPAA，请询问你需要获得哪些许可才能访问医疗记录。如果他们告诉你这些记录已经丢失，那就多挖掘一下实情。也许信息是真的丢失了，但也许并非如此。例如，我的一位同事有一些童年时期的健康问题（与癌症无关），导致长达一年的住院治疗。几年前，她打电话向医院索取那时的医疗记录。电话另一端的人告诉她，这些记录早就被销毁了。我的朋友可以发脾气或直接挂断电话，但她还是很礼貌地解释道，她非常失望，并想知道是否百分之百确定医疗记录已被销毁。当接线员说"好吧，我不是百分之百肯定，让我看看再回复你"时，她很是惊讶。虽然她认为对方百分之百不会再给她任何回信，但第二天对方打来电话解释道：那时的许多记录都是存储于缩微胶片上的，如果能给一周的时间和标准处理费用，医院将会把医疗记录寄送给她。

让我们再回到杰克癌症诊治的问题上来。考虑到美国每年只能诊断出大约 300 个肾上腺皮质癌的新病例（相比之下，每年新诊出的肺癌病例是 30 万个），我们家人如果仅凭记忆就认为杰克罹患的是原发性肾上腺癌，那么就可能作出错误的判断。杰克罹患的癌症可能是一种常见的肺癌，只是转移到了他的肾上腺。事实上，如果让我打赌，我会说杰克所罹患的癌症是一种由香烟引发的肺癌，不过后来扩散到了肾上腺。

正如杰克所说的，基于概率得出此结论是毫无悬念的。在我年轻的时候，杰克告诉我，编造好的故事可以在孩子身上笼上一层神秘的光环，以保护孩子免受成人的压力。但我不再是一个孩子。在我接受培训成为一名医学专家期间，我了解到患者和医生如果编造故事来迎合他们自己的期望，将是十分有害的。我的老师告诉我，获得可靠答案的最佳方式是：提出详尽的问题、收集数据、观察患者的情况，然后用开放的心态重新思考这些问题。我现在总是将收集数据作为我第一、第二和第三件优先需要做的事情。只有这样，才能掌握所有可用数据，得出恰当的结论。

换句话说，我了解到我的母亲一直都是对的：即便会受伤，我们也必须争取获得真相。信息必须准确。当你收集有关家人患癌信息的时候，我希望你能像侦探或科学家一样进行思考。当事情变得模糊时，像专业人士一样思考可以帮你保持头脑清醒。癌症是如此复杂和怪异，以至于我敢打包票，事情会变得含糊不清。

至于我的家族史，很长一段时间都十分模糊。然后，就在突然之间，一切变得清晰起来。

不为人知的民族史

在比伊去世后的几年里，我结束了在波士顿的居住、肿瘤学研究和博士后研究培训，然后在密歇根大学找了份工作，这让我得以生活在距离年老的格莱美和格鲁普才几小时车程的地方。我嫁给了一个帅酷得无可救药的科学家同行——肖恩。我们志趣相投，一起抚养他与前妻所生的两个才开始蹒跚学步的可爱孩子。我们同时还培养了几个研究生。在我的临床工作中，我照顾并治疗乳腺癌患者。在我的实验室里，我们专注于解码被称为 HIP1 的蛋白质。此蛋白质异常时，会引发白血病和其他癌症。闲暇之余，我梦想能够扩大实验室的研究范围，能同时也去研究 BRCA1 和 BRCA2。

然后我收到了患有黑色素瘤的诊断。不久之后，寒冬来临，那时肖恩和我都知道我自己的一个 BRCA1 基因已有破损。零散的记忆终于开始串联到了一起。这个破损的基因是导致我姐姐死亡的原因，并且很可能也是我的哥哥罹患睾丸癌的原因。过了这么多年，终于可以解释我家中的所有癌症，这真让人感到欣慰。在得知我也许能通过预防性手术避免罹患另一种癌症时，我感到很宽慰。我们胸有成竹。

然后我不禁开始思考：大家族中的其他人是什么情况呢？我的父母都患有多种癌症，究竟是哪一方将 BRCA1 突变传给了比伊、亚历克斯和我？这个破损的基因是通过格莱美遗传而来的，还是通过格鲁普遗传而来的呢？

我的遗传咨询师希瑟得出结论：这个突变来自我父亲那方。BRCA1 基因有多种突变型，我所发现的基因 BRCA1 5382insC 突变存在于德裔犹太人血统的家族中（在其他一些东欧血统中也有发现，但对这些群体的定义不甚明确，其中一些人是在反犹太主义时期从犹太教中转变过来的）。

德裔犹太人社区提供了一个被人口遗传学家称之为"创始人效应"的例子。创始人效应发生在人群被灾难性事件摧毁之时，比如极恶劣天气、种族灭绝或者少数人离开一个群体建立另一群体之时（这是不到 800 年前，犹太人从意大利向北经过法国和德国的过程中发生的）。这样做的其他群体还有哈特派人、阿米什人、法国加拿大人、利比亚犹太人等。"这是一个典型的创始人效应，"斯坦福大学的人口遗传学家诺亚·罗森伯格（Noah Rosenberg）说，"只需几十个世代，成百上千的人可以成长为数百万人。创始人的基因组对大量的后代产生影响。"当少数创始人产生新的人群时，组内的遗传多样性较低，甚至创始人所携带的罕见基因形式也能在连续的代际间传递。基因突变在人群中的命运通常会是以下两种之一：强有害的突变往往不被传递，并且可能变得越来越罕见或完全消失；而更为微弱的有害突变，如 BRCA 突变，会导致在黄金生育年龄后的几年里出现癌症，并随着人口的增长，在整个人群中广泛分布。当这种情况发生在一个有联姻的小群体中时，特定遗传变异更可能同时来自你的母亲和你的父亲，而非某一方。罗森伯格说："创始人群体可能具有独特的疾病风险变异，也更可能存在广泛分布的变异。于是，在德系犹太人后裔中，经常可以看到由父母某一方继承而来的单个突变（比如 BRCA 基因所发生的突变被称为常染色体显性遗传）所导致的患癌倾向综合征。而那些遗传自父母双方同一基因拷贝（称为隐性遗传）的遗传疾病，如 Tay-Sachs 疾病，亦是如此。德系犹太人的风险较高，因为这两种基因的突变形式都存在于少数创始人身上。

其他"创始人"人群，如阿米什人和魁北克的法裔加拿大人，也提供了创始人效应的典型例子。这些人群来自相对较少的最初创始人，并倾向于通过群体内的通婚进行传播。它们也增加了某些由创始人突变基因所引发的罕见疾病的发病率。阿米什人的癌症发病率低于其他人群（目前尚不清楚是该归因于遗传还是生活方式），但几个世纪的通婚使其他罕见的遗传疾病，如侏儒症和代谢性疾病在这一人群中变得更为常见。魁北克的法裔加拿大人在 4 种乳腺癌易感基因（BRCA1、BRCA2、PALB2 和 CHEK2）中有特定的创始人突变。考虑到这些信息，我们应该对小于 50 岁的所有加拿大法语区患乳腺癌女性的这些创始人突变进行筛查。同样，如果一名德系犹太人后代在 50 岁以前被诊断出患有乳腺癌，我们将对她的 BRCA1 和 BRCA2 中三种常见的德系犹太人突变进行测试。

就我的家人而言，我们认为癌症之谜已经得到破解——一切业已水落石出。格鲁普那支是犹太人家族，所以我具有德系犹太人突变。另外，格鲁普那支有着更为显著的癌症家族史。但杰克患癌不太符合此逻辑。因为 BRCA1 突变与肺癌或肾上腺皮质癌症无关，所以对于杰克得的是何种癌症，我猜测很可能并非这两种之一。但最终，内心那个提醒我关注事实的声音，被我的执念所淹没。我总是希望事情能够黑白分明、干净利落。没关系，我告诉自己。我敢推断，杰克肯定有过这种心理变化。我开始给格鲁普家族的成员打电话，敦促他们接受测试。

我首先打电话给曼尼叔叔，他是格鲁普和杰克的最小的弟弟。曼尼表示理解，并非常关心他如果被检测出阳性，5 个成年子女会有怎样的风险。作为一名医生，曼尼对遗传学有所了解。他马上意识到，如果自己的检测结果为阴性，孩子们的患癌风险将与普通人类似（除非孩子的亲生母亲携带有致癌突变）。因为曼尼是精神科医生，他也意识到需要一位遗传咨询师来帮助他分析遗传情况和情绪问题。我的遗传咨询师希瑟（现在已经赢得了"我亲爱的遗传咨询师"这一头衔）让曼尼与华盛顿特区的一位同事会面。

当曼尼叔叔正在等待检测时，我正着手考虑如何将自己作为我的首个BRCA1突变研究对象。接着，肖恩和我专程前往卡拉马祖拜访格莱美，探讨突变及其对家庭的影响。她无法理解格鲁普是如何将BRCA1突变遗传给他的孩子的。她不明白我的兄弟如何能够发生"乳腺癌"突变。

"男人不会得乳腺癌。"她坚持说。

我解释说，事实上，男性确实会患乳腺癌，且确实携带破损的乳腺癌基因。并且，即便男性从未罹患癌症，他们仍然可以携带癌症易感基因，并将其遗传给子女。BRCA突变易使人们患上更常见于女性的癌症，但突变本身可由男性和女性携带并传播。我跟她谈了家族性癌症综合征，以及我携带的突变不仅可以引发乳腺癌，还可能引发卵巢癌、前列腺癌和胰腺癌、黑色素瘤以及睾丸癌等。我们说，几乎可以肯定的是，这个突变来自她那在去世时被诊断出罹患有4种不同癌症的犹太丈夫。

她坚定地认为癌症不可能来自于我的父亲。她是女性，是那个患有乳腺癌的人。她坚持认为突变来自她自己。肖恩和我又给她讲解了一遍遗传学科普知识。我们说：可以确定的是，突变来自格鲁普，我们每个孩子都有 50% 的机会遗传得到此突变。

格莱美让我们想起了当比伊首次被诊断出患有乳腺癌时，我们整个直系亲属都参与了的那项研究。鉴于我们的病史，对研究人员而言我们可能是千载难寻的癌症研究宝库。这项研究旨在发现新的癌症基因，参与其中的一项好处在于能得到遗传咨询师的帮助。如果我们当中的任何一个人被发现携带有癌症突变，遗传咨询师就应通知我们所有人。在比伊的癌症复发之前，给我寄信的遗传咨询师说我们家族的情况是很清楚的，家人均未携带癌症突变。

"你知道，"比伊说，"研究人员曾让我送过血样。"

"咦？我不知道那件事。没人让我提供过血样。有人问过格鲁普吗？"

格莱美有更多的话要说："在格鲁普弥留之际，他们给我寄了一封信，说如果我有兴趣，他们会愿意与我分享一些信息。"

肖恩要求看看这封信。看完这封信之后，我们就完全理解了为何格莱美当初没作任何回应，而只是将其尘封起来了，因为信上面这样写道：

如果你有兴趣，我们可与你分享我们从研究中获得的结果……附件信息将有助于决定你是否想要获取你的检测结果。如果你对收到检测结果不感兴趣，请签字并将附件中的回复信息邮寄到我们办公室，以便我们根据你的决定更新记录。

　　这是一封言辞模糊的信件。在格鲁普患病的情况下，格莱美很容易将语言解释为……我们正在履行日常职责，向你发送一封并不意味着什么的信件……肖恩立即大怒，他意识到一段时间以来某些研究型大学认为信息可能会改变我们对癌症风险的看法。他给表格上所留的电话号码打了个电话，但因为是星期天的晚上，所以电话被转接到了一位并不负责处理医疗紧急事件的值班医生那儿。肖恩解释说，他只是想知道他们那里有什么信息，但没人可以告诉他。

　　我的家族史开始变得愈发复杂。

　　第二天，我亲自打电话给该研究机构以了解情况，并询问进一步的信息究竟是什么。对方先是不断抱歉，然后说："是的，你的母亲有 BRCA1 5382insC 突变。"对方早就发现了突变，然而我的家人却一无所知。造成这一结果的原因只是由于对方仅仅给我最近丧偶的 82 岁老母亲发了一封言辞含糊的信件。当母亲没作回应时，对方便没继续打电话跟进。对方也没有联系我，即使他们之前已经承诺，如果发现遗传性癌症风险的增加，便会通知家人。我还以为家人不善于保守秘密呢。

　　我请求与该研究的首席研究员进行对话。"对不起，他没空。"对方说。我请对方通过联邦快递把我们家族的所有记录都寄送过来，然后带着疑惑挂断了电话。是否还有其他家庭不知道这些可能会改变他们医疗决定的检测结果呢？

　　我打电话给我心爱的遗传咨询师希瑟。

　　"格鲁普不是突变的来源，"我说，"格莱美才是。"

"什么？"希瑟倒吸了一口气。我向他解释了所发生的事情。

"提奥，"她说，"我需要问你一个问题。仔细想想，你和你妈妈都有德系犹太人癌症突变。尽管在斯拉夫国家的一些非犹太人家庭中也发现了这种情况，但我想知道，你的母亲有可能是犹太人吗？"

不，这不可能。妈妈是一位"好"的波兰天主教女孩，她嫁给了一位如今信奉不可知论者的犹太人。

但是……然后我想起了杰克所说的关于我妈妈的话。

她的背景有些神秘。

如果你的母亲是斯拉夫王族的后裔，这并不会让我感到惊讶。

我想到了我的家族谱系，想到了母亲那支的空白。我除了知道她的父母在第一次世界大战结束时从波兰移民到费城以外，对她的其他亲属知之甚少。当波兰在战争结束后从俄罗斯重新获得独立时，它是欧洲犹太人世界的中心，是世界上最大的犹太社区之一。然而，普遍存在的反犹太主义导致许多犹太人隐瞒了自己的身份，并将自己表现为天主教徒。当然，这发生在后来，当时希特勒的威慑力在欧洲蔓延。但这都是猜测。格莱美的犹太基因来自哪里仍然是一个谜。

秘密的种族历史并不罕见。有些家庭会故意隐瞒他们所属的民族，就像当杰克叔叔意识到在战后的美国找工作将受阻时，便毅然决定抛弃掉他的犹太人名字（把罗森布拉姆改为罗斯）一样。一些家庭早在很久以前就已掩盖了原本的身份。比如欧洲犹太人家庭，他们不得不在希特勒的统治下改变自己，否则就会有被送到集中营的风险。这一切最终导致了新的家庭传统的产生，以及种族历史的丢失。这发生在我们的患者阿莎（Asha）身上，她是一位四十多岁的成功作家和艺术家，因为她的母亲在 42 岁时死于乳腺癌，所以她来到我们的诊所咨询。在我们记录她的家族史时，阿莎提到了她的爱尔兰血统——她的两位姑妈在年轻时也患有乳腺癌，其中一人死亡，但另一人幸免于难。我们询问幸存的姑妈是否接受了基因检测，并了解到，曾有研究机构向她提供过基因检测，但被她给生生拒绝了。

因此，阿莎做了基因检测并了解到她携带有 BRCA1 185delAG 突变，这是德系犹太人常见的 3 种突变之一。事实证明，阿莎终究不是爱尔兰人，她是犹太人。当她把这些信息与姑妈分享时，她的姑妈坦白了一切：阿莎的母亲和她的两个姐妹都知道他们的犹太人血统。在第二次世界大战期间，这个家庭皈依了天主教，编造了一个关于爱尔兰家园的故事，并且制定了一个守口如瓶的约定。当时的目的是保护家庭，尤其是孩子。不幸的是，这种保护可能阻碍了家人对其癌症风险的了解，导致了意想不到的结果。

密歇根家族研究所的家庭治疗师杰罗姆·普莱斯（Jerome Price）告诫人们，揭露隐秘的民族历史可能会使人在心理上产生不安全感。这一切都可以追溯到"稳定"这个概念上。"揭露秘密是一个很大的不稳定因素，"他说，"特别是当一个自称为基督徒的家庭发现他们可能是犹太人时。"格莱美仍然不相信我们是犹太人。

信息量太大，她一时还没法消化。

　　尽管如此，格莱美是犹太人的后裔。经过她的授权，我们实验室利用她的遗传信息（以及我和其他家族成员的遗传信息）研究BRCA1突变。随着时间的推移，我们已经对她的整个基因组进行了测序，她的德系血统显然已经写入了她的DNA。多亏科学家们已对数百名德系犹太人的基因组进行了测序，并将德系犹太人的祖先追溯到大约700年前居住于现在以色列地区的约350个人。希伯来语中的阿什肯纳齐（德系）的意思是"德国"，而德系犹太人确实起源于东欧和中东。德系犹太人的基因组非常相似，以至于人群中的每个人相对于其他任何一个人的分离度①都最多只有30。

　　我给曼尼叔叔打了个电话，令他感到吃惊的是：这个突变遗传自格莱美一方，而非他那边的。他欣喜若狂。考虑到他也是犹太人，因而具有3个创始人BRCA突变中的1个或多个的风险很高，他如约做了基因检测，检测结果为阴性。事实上，格莱美携带BRCA1 5382insC突变，曼尼叔叔所有3个德裔BRCA突变均为阴性，这意味着杰克叔叔、伊维姑妈，甚至格鲁普携带BRCA1 5382insC突变的可能性都比较低，虽然不能排除。

　　尽管杰克患癌的原因仍无法明确，但真正难懂的是，为什么这么多年以来我会一直坚信他才是解开家族病史的关键。一直以来，秘密都隐藏在我所没有想到的地方。

---

① 两个节点之间的连接数。

在被收养的情况下该如何了解你的基因遗传

安迪是一名结肠癌患者，他的癌症故事早在癌症发病之前就已开始。安迪在婴儿期的时候被收养。当他长大并结婚时，他像很多被收养的人一样，想要更多地了解亲生父母及他们的健康史。他决定在开始组建自己的家庭之前找到亲生父母。他并不担心癌症突变。作为一名精神病医生，他更担心诸如精神分裂症那样的由遗传因素所引发的精神障碍。他认为，不让孩子知道自己的遗传风险是不负责任的。

所以，30 年前，安迪注册了一个收养信息公开处。所有的注册和代理机构都别具一格，但是安迪的登记处是这样运作的：如果亲生孩子和父母都进行了注册并愿意见面，便由代理机构帮助他们进行联系。但是，如果只有一方登记，则该人可以选择不做任何事情，直到另一方登记或主动要求该机构搜索其失联的亲属。安迪的亲生父母没有登记，所以他请求展开搜索。当收养机构终于找到安迪的亲生父母时，他的生母同意与安迪进行书信往来，但隐藏了所有与她身份相关的信息。

在通信 4 年之后，亲生父母才同意亲自来看安迪。他们在咖啡店见了面。安迪了解到在出生时他的亲生父母还没有结婚（这是意料之中的），而他的父亲当时是位天主教神父（呃，这倒是很意外）。他询问了有关精神疾病和亨廷顿病等其他遗传性疾病的情况，生母向他保证肯定没有。同时，生母问安迪是否可以保守这样一个秘密：安迪是在生父还是牧师的时候出生的，虽然生父后来离开了教堂，并与生母结了婚。安迪是如何表态的呢？他表示同意。大家都试图尽可能去保持各自家庭的稳定。

经过漫长的等待，安迪和他的妻子开始组建了家庭，生了两个孩子。然后，在42岁的时候，安迪被诊断为结肠癌。他联系了生母，并告知她自己的病情。

"好吧，"生母说，"还有其他人的情况，应该让你知道。"

其他的？如果生母在一起吃午餐时便提到了结肠癌病史，那该多好。这些"其他"是谁？兄弟、姐妹还是堂兄弟？他的生母本不想说。

最终，安迪被允许与其他家人进行接触。这时，他发现这些"其他"不仅指"我们家中有其他人也已罹患结肠癌"，而且还指"其他那些你生父曾秘密放弃抚养的私生子""我们也放弃了对他们的抚养，并保守了相关的秘密。"在这个有史以来最令人尴尬的家庭聚会上，安迪和父母所有的亲生子女一起参加了在南卡罗来纳州举行的大型家庭婚礼。当听到安迪在谈论他是如何成功治疗结肠癌的时候，其中一位亲姐妹正准备取消原定的结肠镜检查（延误或取消结肠镜检查的比例为50%）。她如约做了检查，肠胃科医生发现了管状息肉，这可是结肠癌的前兆。之后，息肉被摘除，她捡了一条命。

安迪的情况是特例，但很有借鉴意义，因为这个故事体现了被收养的孩子在试图追踪他们的遗传史时所可能面对的几乎所有挑战。如果你是一个被收养的人，这里有一些获取和提供重要信息的方法：

- 前往收养信息公开处，登记注册。它们可由非营利组织、政府或企业来经营，因此在多处都进行登记是有帮助的。在做计划生育的决定前便进行登记尤为明智。要进行注册，因为许多过去的"封闭式"收养都达成过相互不再联系的默契，这意味着亲生父母可能并未被问及是否想要公开记录 [想想菲罗米娜（Philomena）的例子]。此外，美国所有的州都允许被收养人获取有关亲属的非识别信息。但是，此健康信息并不完整，因此尝试与血亲（即便通过中介）建立联系，从而获得最新的健康信息仍然很重要。

- Ancestry.com 是为数不多的几个好的家谱网站之一，它包括从 18 世纪到 20 世纪中叶的美国联邦人口普查记录以及来自美国、加拿大、南非、英国和欧洲国家的出生、婚姻、死亡、军方及其他记录。你可以通过寄送颊黏膜拭子寻找能表明你血统（非洲、欧洲等血统）的标记。如果你生物学上的家人也寄送了拭子，工作人员可以识别这些亲属并让你们进行联系（在大家都同意的前提下）。

- 它是双向的。如果你有致病突变，请尽你所能找到并告知你的血亲。如果你不知道他们是谁，可以首先通过收养登记处或在线家谱工具进行查询。

- 如果你的血亲没有癌症病史，那么很好。但是如果你在很小的时候便患癌，或者患了非比寻常的癌，那就鼓起勇气寻求遗传咨询。你仍可能携带有突变。

有时被收养者认为他们会遇到异乎寻常的麻烦：与在亲生父母的呵护下抚养长大的人不同，他们要面对自己的血统之谜。知道这些并不是真正的问题，也许反而会有帮助。很少有人拥有一个亲密的大家族，能聚在一起为后院的大型感恩节庆祝活动和足球比赛作准备。很少有人会知道他们家族中真正隐潜的疾病。有很多事情等着你去做，而你并非一个人在战斗。

去看医生的最佳时间

不管你是谁，也不管你是多么努力地去挖掘家族的癌症病史，你需要采取下一步行动并咨询你的医生，以询问你患遗传性癌症的风险。知道尽可能多的家族史并预约你的医生，是一件好事，但不要以缺乏知识为借口，无限期地推迟就医。待你在一切就绪后再说？癌症可是不等人的！就医的最佳时机是当你在合理的时间内收集到了尽可能多的信息之时。要知道当你了解得更多的时候，你可以再随时回头找你的医生。几乎没有人在首次见遗传咨询师时，便会获取到完备的家族史。正如我稍后将会解释的那样，医生很可能会在你更多地了解你家族史的时候，把你介绍给一位遗传咨询师。在下一章中，我会帮你与医疗专家进行讨论。如同与家人讨论癌症一样，与医疗专家的讨论可能会因言语不清和回避问题而变得复杂。我们大家无法承受由于沟通不畅而漏掉的那些遗传性癌症综合征，但是正如你所看到的，我切切实实地经历了这一切。

4

医生是否值得相信，
你又能信任自己吗？

格莱美和我都携带有 BRCA1 突变，这令我俩倍感惊讶。或许不该如此。在我了解到我有突变并将此消息告诉格莱美之后，对于我俩都参与的那项研究，我想了很多。那些研究本应通过家族史查出我们是否有携带癌症基因，并告知我们所发现的一切。

起初，在我看来，是研究人员一开始就彻底放弃了。他们应该把携带有 BRCA1 突变的消息告诉我们，然而他们并没有这样做。这是他们的失职。但随着我思考的深入，我越来越感到那并非都是他们的错。毕竟，格莱美已经收到了这封信，信中含糊地说："我们有一些有趣的信息可以与你分享。"

然而，有些东西我并不愿意去仔细查看。在得知我携带有突变，以及在拿到格莱美的这封信之前，我一直亲力亲为地与研究人员保持着联系。我曾打过一次电话，只是为了确认一下是否有任何新的进展，不过遗传咨询师只是过于敷衍地回复了我的询问。"癌症显然不是遗传性的。"对方说道。

我松了一口气。如果癌症不是遗传性的，我患癌症的概率便不会高于一般人。但当时还是我未婚夫的肖恩对我听到的答案表示怀疑。

"显然不是遗传性的吗？"他问我，"或是暂不清楚是否为遗传性的？"

我生气地赶走了他。

为什么我要历经如此之久（在比伊去世后10年之后）才去做癌症突变检测呢？现在，当我试图理解这一问题的时候，连自己都感到震惊。

他们曾试图告诉我们，但是我们却不幸错失了解实情的机会。

我们有一些有趣的信息与你分享。

癌症不太像是遗传性的。

我又在脑子里琢磨了几遍这些话。为什么用如此轻描淡写的语言来传达如此重要的信息？

为什么我们这个对癌症高度敏感的家族居然没有体察到它们的言外之意？

正如斯蒂芬·科尔伯特（Stephen Colbert）在《扣扣熊播报》(*The Colbert Report*) 节目中所说的那样，答案就是我们所有的人（医疗专家、我的母亲和我）都受到"感实性"[①]的影响。什么是"感

---

① 感实性：truthiness，美国知名脱口秀主持人斯蒂芬·科尔伯特自创一词，意为"自以为真实"。

实性"呢？科尔伯特在 2006 年接受《纽约》（*New York*）杂志的采访时，解释了他自己创造的这个词：用来形容一些东西"看起来像真相，但实际只是我们所希望的真相"。就我家人遇到的这件事来说，专家的说法好像也没什么错，但他们表达得不够直接，导致我们很难听懂，也很容易产生误解。我和母亲自认为很勇敢，以为自己能透过"感实性"看到真实的现实，但不知何故我们就是没能看到。

在最后一章里，我谈到了如何从家人那里获得有关癌症病史的第一手资料。在你研究了你的家族史后，下一步要做的就是把了解到的家族史告诉给医生。相应的，你的医生可能会建议你转诊，去进行遗传咨询和基因检测（我将在本书后面的章节中更多地去解释关于遗传咨询、基因检测和风险管理方面的内容）。我是一名医学专业人员，知道大多数同行都在尽最大的努力去把事情做到简明、透彻和有益。但我们皆为凡人，癌症对我们来说也是一个复杂而感性的话题。我们时常经受"感实性"的打击。有时候，患者会把我们的信件扔在一边或者错听我们的话，这使我们很难准确地说出真实的情况。在本章中，我会帮你揭开医学真相，无论它是来自你自己还是来自于你的医生，并提出对事实进行深入研究的方法。

医生所说的遗传性癌症

有时医生和其他健康专家不经意间的举动，令我们发现或预防遗传性癌症变得异常困难。造成这一问题的主要原因是模糊的言辞和不当的沟通。

如果你正在与健康专家一起核查家族的癌症病史，或者谈论医疗信息会对你产生怎样的影响，那么大家肯定都有这样一个共同的目标：让你获得最好的医疗保健。在进行谈话的时候，你并不需要对此感到怀疑。但是，保持警惕仍然是明智的。当医护人员不直视你的时候，他们更有可能是在以"感实"的方式进行陈述，而不是直截了当、就事论事。当然，如果医生、护士或咨询师像下面这般闪烁其词的话，就可能表示他们正在回避些什么：

- 嗯，实际上……这些语句有可能表明医生对谈话感到不自在。仔细听听接下来的话语。你察觉到了"感实性"的味道吗？

- 我认为……可能……就好比一片遮蔽后院景观的灌木丛，这些词句经常被用来掩盖不确定性。如果医生不知道患者会发生什么事情，最好承认这种无知，并说"我不知道"。相反，我们中的许多人会哼哼唧唧，让人云里雾里的。

- 事实表明……医疗专业人员喜欢摆事实，事实使我们成为专家。但这句话或许表明医生在避免冲突，不愿意帮助你去理解这些事实对你而言究竟意味着什么。

- 已被证实……几乎没有已被彻底证实的癌症基因。可能有充分的证据支持医生的断言，但在医学上很少有被证实的。证据可以明确地指向一个特定的结果，而证实则是指无可辩驳的。我们需要告诫医生和科学家们谨慎使用这个术语。当我在阅读期刊上发表的论文时，"证实"一词触发了我理科生那刨根问底的思维。这个词几乎总是意味着论文中的科学结论是草率的。如果有人说你的家人已被证实不会有癌症突变，或者某种特定的突变已被证实会导致癌症，或某遗传诊所或医院已被证实能够提供最好的服务，那么请对这些说法表示不屑一顾。

- 说实话、总而言之、我真心认为……这些词太过欲盖弥彰了。虽然它们听起来好像都是在表达坦诚，但往往是在掩饰"感实性"。他们实际上是在表达"我并不想解释令我难以置信的模糊推理，我只想说说重点。"

为何在医学诊疗过程中会出现这么多的误解？原因之一是医生并未进行过太多沟通方面的专业培训，特别是当消息可能晦涩难懂的时候，有效沟通显得尤为重要。以简单明了的方式提供复杂的信息可是一项大工程，并非所有人天生就是交流达人。在面对患者的时候，我力争准确无误，并按照重要程度对他们进行逐条解释。但说实话，提升交流水平，是我必须练习的技能。

有时候患者会说："为了确保没有误解你的意思，我再复述一遍。你是这么说的……"然后总结我所说过的话。每当这个时候，我总是感到很高兴。这是纠正错误的大好机会，也正好可以把含糊的话语摆出来进行重点探讨。当我与这一研究的遗传咨询师通电话时，我真应该花几分钟时间说："好的，我相信自己已经听明白了：'这些癌症显然不是遗传性的'这句话的意思是说我的家人绝不会有已知的遗传性癌症综合征，对吗？"然而，当时我只想见好就收，所以跳过了这一步问话。虽然这次通话对我来说是个安慰，但在内心深处，我真正想要得到的是准确的信息，这才是明智之举。即便我害怕听到有可能会携带突变的消息，我也必须知道。这不仅仅是为了我自己，也是为了我家人的健康。

医生会对问题进行模糊化处理的另一个原因是，他们可能并不知道你早已有了心理准备。我曾经告诉过一对姐妹她们有罹患家族性癌症综合征的风险。她们两人中的一个感到很震惊，却表现得异常镇定，立即同意做遗传咨询和随后的基因检测；而另一个的回应却有些不同。

"哦，我有突变，"她说，"我就知道会是这样。事实上，我已经罹患了癌症。"这一次，我才是那个被震惊到的人。我问她是怎么知道的。

"因为我有癌症症状。"

她的家族病史表明她有可能导致 6 种癌症的综合征。我问她自认为会患有哪种类型的癌症。

"所有这些。"她自信地说道，同时滔滔不绝地讲了一系列的症状：体重减轻、过度疲劳、夜间出汗、不耐冷、食欲下降、声音嘶哑、偶尔吞咽困难、可能有溃疡、咳嗽胸闷、食管反流、恶心、夜尿频多、潮热、髋部疼痛、胫骨疼痛、焦虑、压力和失眠。

为了安全起见，我们仔细地检查了她的每一个病征。然而常规体检和其他检测结果均显示为正常。而且，她的突变基因检测结果最终也显示为阴性。有了阴性检测结果，她的各种症状立刻烟消云散。后来她承认，当我们第一次告诉她说家人有可能罹患癌症时，她便立即朝"不好的方向"去想。显然，是由于暗示自己可能会有突变，才使她幻想出了全部的症状。

其实，我们的医生只是不知道患者会有什么样的反应。有时由于之前曾见过情绪激动的场景，我们会感到受伤，并在沟通过程中表现得过于谨慎和胆怯。

我曾经怀疑自己是不是也过于谨慎了。我有一个性子特别直率的患者，绰号叫"火箭"。她被检测出 BRCA2 突变呈阳性，于是我们联系了她姐姐进行遗传咨询和基因检测。姐姐完全不像"火箭"。尽管看起来像是位霹雳娇娃，她的情绪却异常脆弱。一想到要做基因检测，她就感到害怕，而且似乎总是能找出数不尽的理由来干扰测试：保险、工作、家庭。她太紧张了，我发现自己在谈话时表现得小心翼翼，好像她随时都会爆炸一样。在我心里，她简直就是一枚"炸弹"。如果我不跟她谈论 BRCA2 检测，她或许永远都不会了解这项检测。可如果我说得太多，她有可能会被完全吓跑。在与"炸弹"谈话时，我用了许多模棱两可的词句，比如"据说""也许""这是可能的"以及"我想……"。到现在我也不知道是否应该这么做，但这样做并不是为了故弄玄虚而掩盖真相，我确实是在努力以她能够理解的方式说话。

如果你怀疑医生对某些事轻描淡写，你就要做好听到坏消息的准备。有些患者会咆哮着说："直接告诉我吧，医生！"但他们只是这么说说罢了，很难讲他们真的想表达这个意思。有些人坚持说"请告诉我最坏的情况"，但这可是另一个让人头疼的事儿。"最坏的情况"本身就含有不太可能发生的意思，并不能准确地体现患者的风险或状况。

不过，也可用其他方式来表达你对真相的渴求。带上纸笔做好记录，或者询问健康专家是否可以进行录音。专家通常是不会拒绝的。准备好问题清单，看着健康专家的眼睛（如果你不直视健康专家，他们可能会认为你还没做好对话的准备）。带上一位家人或一个值得信任的朋友（只要不带上会让你紧张或常常会反客为主的那类人就行。有些配偶滔滔不绝，根本不让患者插嘴）。如果你有当医生的朋友，那么就让你的医生了解到这一点，这是鼓励他们以最高水平行医的有效方式。不要忘了总结健康专家所说的话，并询问你所理解的是否正确。所有这些做法表明你已下定决心听清真相，即便你的声音因情绪激动而有些颤抖，即便你让人感觉像一颗"炸弹"。你甚至可以说"我知道我看起来有点不知所措。确实，我很担心。但是，对我而言更重要的是我能够理解事实真相。"

造成误解的另一个原因是时间有限。医生与患者相处的时间可能连 20 分钟都不到，在有限的时间里只能传达非常有限的信息。

医生通常没有时间倾囊相告，所以他们只能临时决定要说什么和不说什么。有些医生，尤其是那些社区诊所工作繁忙，医生忙于看病，没有时间深入研究遗传学方面的复杂问题。有时他们所说的并不是事实。最近有一个这样的例子：一位患者带上病历来到我们诊所，她的医生仅仅凭借患者的家族史，就在她的病历上面写道"毫无疑问，她携带有 BRCA1 基因"。这名患者从未罹患过癌症，如果她想检测自己是否真的具有 BRCA1 或 BRCA2 突变，保险公司不会仅凭她有癌症家史就为这项检测买单。虽然"她拥有 BRCA1 基因"是真的（因为每个人都有 BRCA1 基因），但从统计学上来看，她可能并没有携带会使她患乳腺癌或卵巢癌的风险提高的 BRCA1 突变。如果你觉得医生只是敷衍了事，或者感觉事情可能超出了医生的能力范围，那么或许是时候该想想其他的办法了。你往往可以这样说："谢谢，真的很受启发。我想尽可能多地了解我的患病风险，你可以给我介绍一个遗传诊所吗？"

当一个人的遗传风险水平不很明确时，交流起来会更为困难。不幸的是，一个人的遗传风险水平几乎总是不太明确的。在我们诊所，当发现患者有突变时，我们会给患者一系列代表各种风险的百分比值。大概有不下 10 种研究数据，形式不一，却表现出了各种可能性。有时一个人的风险水平取决于家庭中已有多少人患癌。以 PALB2 基因为例，研究表明，具有这个基因突变的人在有生之年罹患乳腺癌的风险是 70%，但前提是有明显的癌症家族史。如果你拥有突变，但这一癌症在家族史中的发病率并不高，你一生罹患乳腺癌的风险会下降到 30%。虽然风险的百分比值并不如患者（或医生）喜欢的那般简洁易懂，但几乎所有人都可以通过适当的解释来进行理解（我们将在"当信息有限时该如何进行癌症风险管控"一章详细讨论风险统计方面的知识）。

在遗传学诊所里，我们试着去描述整个风险范围，因为很难确定什么样的研究才是最为准确的。大多数家族规模很小，癌症病史不够精准，我们无法保证基于家族史的风险估计是准确的。

但并非每位医疗专家都会了解全部的突变。一些医生会下意识地挑一些数字和百分比值来与患者进行交流。有些医生只会把风险值最小的那项研究结果告诉患者。而有的医生总是向患者描述风险值最高的那项研究情况。例如，有 BRCA1 基因突变的人可以听到：

你患乳腺癌的风险是 87%，或者

你患乳腺癌的风险是 50%。

区别很大。有些医生显得更为悲观，而另外一些医生，觉得应该缓一缓，他们认为患者如果听到较好的信息，会变得相对乐观。

不过，我怀疑这些信息呈现方式上的差异不仅源于医生秉性的不同，也可能与医生们忙得不可开交顾不上翻阅文献有关。有多少医生能有时间查阅针对这样一个小问题的所有论文？想找到有空和患者讨论每一篇论文的医生，是很困难的。自然而然的，患者们能得到的信息也就有限。

沟通是一门复杂的学问。最优秀的医生会努力做到写清楚、讲明白,可我们在应该听的时候却没有听,因而浪费掉了大量的时间。医疗沟通过程中需要有备选意见,这就是为什么我们需要参考执业护士、遗传咨询师和(由另一位专家提出的)第三方的不同意见。就像一名试图将案例中的线索串联在一起的侦探那样,你会发现有时最好的办法是征求多方意见,尽可能权衡各方优点,并把意见综合到一起。

如果你认为目前的医生不太了解真相,请寻求第三方的专家意见。你不会伤害到医生的感情。医生和其他人一样,会有不安全感,乐于接受任何形式的备选方案。当第一次了解到自己具有 BRCA1 突变时,我对怎样才能更好地降低风险感到一筹莫展,于是我几乎给国内每位乳腺外科医生和肿瘤科医生都打了电话。我经常接到朋友和家人的电话,要求我看看他们病友的病历,并要我打电话给病友的医生帮忙讨论诊治情况。这是我求之不得的,我认为大多数健康专家都有同样的感受。我们喜欢用专业技能来帮助亲朋好友。

当医疗记录说谎时

几年前我申请了人寿保险,不得不回答一些常规的医疗问题。我调用了 2004 年我在波士顿布莱根妇女医院做双乳房切除术和双侧卵巢切除术(在得知有 BRCA1 突变后做的预防性手术)时的病历。上面写着——诊断结论:乳腺癌。

　　我的第一个想法是，我罹患有乳腺癌，可他们忘了告诉我？要知道，我的想象力可是超级丰富的。

　　但后来我回归到了理性。手术旨在预防性，为避免患癌，我做了手术。当我把这些零碎的只言片语串联在一起时，看起来事实应该是：做完手术后，那位主刀医生在记录病历时匆忙间把信息填错了，而在我登录医疗系统时，错误又被从一个表格复制到了另一个表格。值得庆幸的是，我的医生做了大量的努力，更正了之前的记录。复印医疗记录是个不错的主意，医院应根据你的要求提供这些信息。如果发现了错误，请让医生帮你改过来，并时不时地跟进，以确保错误的信息得到修改。

　　也有一些不怀好意的人，为了他们自己的经济利益而蒙骗医疗卫生系统。有一次，患者要求我们不要将他的基因突变情况写入病历。他对突变不屑一顾，但最终我们了解到他起诉了雇主，把自己患癌归咎于工作场所的自来水，并据此向雇主索要赔偿。他自己知道是突变导致了癌症，但他认为这起诉讼能给妻子带来一笔意外之财。这个谎言意味着他不得不向孩子保守携带有突变的秘密，而孩子们也根本不会知道自己患癌的风险很高。即便是随和宽容的杰克叔叔估计也会觉得，这样的"感实性"不论对于哪个阶级的人来说都是一样的。

　　正如我的乳腺癌"诊断"所显示的那样，很难根除错误的医疗信息。如同病毒，错误或谎言会由一个表格复制到另一个表格，直至看起来似乎能够以假乱真。对于想通过查阅亲属记录了解自己疾病史的人而言，这是一个坏消息。这意味着比较明智的做法应该是将你的家族记忆与所有医疗记录进行相互参照。你不可能每次都知道哪个才是准确无误的，但至少不会对一些你实际上并不清楚的信息自以为是。科学上的错误记录更是糟糕透顶。如果图表发生错误，那么对疾病模式进行研究的科学家就会根据不正确的数据得出结论。如果了解不到真相，研究人员可能就会错过疾病模式中的重要联系，还有可能建立起不真实的联系。一旦建立起这种虚假的联系，研究人员可能需要数年时间才能破解这一问题。错误的数据会让工作变糟。

HIPAA：利大于弊

在谈到遗传性癌症的真相时，HIPAA是否会对美国医生的判断产生不良影响呢？也许会，但肯定不是如你所想的那般频繁。这就是HIPAA所做的事情及其存在的原因。

1994年，波士顿环球健康专栏作家贝特西·雷曼（Betsy Lehman）在波士顿丹娜法伯癌症研究院（Dana-Farber Cancer Institute）接受了乳腺癌治疗。丹娜法伯癌症研究院无论是在当时还是在现在，都是由最具智慧和爱心的医生所组成的。但在当时，像大多数其他医院一样，医院用纸张保存了包括医生处方在内的所有记录。一位肿瘤学家为雷曼制定了不正确的化疗方案，使用了错误的药物剂量。整条医疗链中没有人（医生、主治医生、护士、药剂师等）发现错误，导致雷曼因此而死亡。街对面的布莱根妇女医院当时已在使用电子病历，如果雷曼在那儿接受化疗，有了软件的帮助就可以避免开具错误的化疗剂量（具有讽刺意味的是，正是布莱根妇女医院在我的病历上写下了"诊断结论：乳腺癌"的错误记录。电子记录可以减少错误，但无法完全杜绝）。

雷曼案是发生在全国各地一系列血淋淋教训中最广为人知的事件。由于小数点的记录错误以及通常的人检复核系统不起作用，一些医院的患者接受了过度化疗。这唤起了人们心底的怒吼。很明显拥有电子病历是合乎情理的。与此同时，人们想知道：谁会有资格查阅电子化了的健康信息？我又该如何保护这些信息？

1996 年，国会通过了《健康保险携带和责任法案》（HIPAA），该法案要求各机构团体要保护患者的健康信息免遭盗窃、遗失或毁坏。该法律是雷曼等类似案件的直接产物，它对防止数字记录被滥用作出了明确要求。据估计，在一次住院期间就有数百人（护士、技术人员、文员、医生、治疗师）查看了患者的病历。在 HIPAA 出台之前，没有法律规定谁能看记录、能看什么信息以及被允许如何处理这些信息。

直到 2003 年，与 HIPAA 隐私相关的法规才得以实施。之所以推迟执行该法规，是因为人们担心它会影响医生的正常工作。起初，医生们对 HIPAA 的态度都极为谨慎，担心自己万一不小心说错了话，就有可能因此而锒铛入狱。医生和工作人员不再使用语音信箱，删除了来访登记表，并且也极少通过普通邮件来收发信息。后来发现，这种过度谨慎是毫无必要的，政府给了医生合理的工作空间以便让医生作出自己的判断。事实上，在 HIPAA 生效后的头三年里，只有一起针对医护人员的刑事案件：这名医务工作者是一名实验室助理，他竟敢窃取危重癌症患者的身份信息。

在 HIPAA 颁布的时候，没人能意识到如果让患者来决定谁有权访问其健康信息，将会带来积极的影响。从那时起，随着 HIPAA 将数据标准化，对患者个人健康信息的维护得以在安全保密的地方进行，患者护理质量逐步提高。

尽管如此，保护隐私并非总是有百利而无一害的。这种情况与基因检测有点儿像：一抓就紧，一放就乱，有个不断评估和再改进过程。有些例子确实表明 HIPAA 的出台大有裨益，特别是在带有突变的患者并不希望其他家人（也可能携带有相同的突变）知道自己的处境时。HIPAA 能够帮助医生联系上其他家庭成员，并告知他们可能存在的风险。HIPAA 有时也会令我们感到沮丧，特别是在我们想查阅家族成员的病历，却无法得到他们的书面同意时。通常拿到知情同意书并不是件容易的事（比如，有个家族成员刚好在维和部队执行任务，或者到外地上大学去了，或者就是不接电话）。

然而，更多的时候，出于对 HIPAA 的畏惧（或者说是怕被提起诉讼），医生很难对患者直言相告。我脑海中不禁浮现出一封措辞含糊的通知书，就像格莱美所收到的那样。我的一位朋友曾收到放射科医生的一封来信，这封信表达得过于含糊不清，以至于她以为这是一封对患者满意度调查的问卷。她把信扔了出去。几周后她才恍然大悟，这封信原来是想说，在她的乳房 X 线片上发现了一个可疑的阴影，需要她预约进一步的检查。

这给我们所有人都上了一课。不论有没有必要，医生还是对 HIPAA 心存畏惧的。现在，如果有重要事宜需要与你取得联系时，他们也许会认为不可以直接告诉你这事关重大。他们不想违反保密规定。如果你在办公室收到一封信、一些文字、一封电邮或语音留言，在解读它们的时候，请不要理会这些信息的语音语调。这些信息是经过精心制作的，以防有信息被泄露。你必须假设此信息是重要的，甚至是紧急的，然后进一步了解情况。当然，也许什么事都没有(例如，我朋友的第二次乳房 X 线检查结果就很好)。但我希望，格莱美在收到癌症研究小组的通知书时曾对其他人说过，"格鲁普的癌症让我现在心烦意乱，我不明白这封信到底想说什么。似乎没啥事。你再帮我看看，有什么是需要我做的吗？"

大多数时候 HIPAA 对患者确实有益，不过它会导致含糊其辞的交流。

那我呢？你呢？如何直面事实

在面对可怜而无助的患者时，我不建议医生使用晦涩难懂的语言。有时患者或他们的家庭也会使沟通出现问题。一个极端的例子出现在一位患有晚期子宫内膜癌的女性的家庭中。我们的一位遗传咨询师认为她的家族中可能存在癌症基因，并且临终关怀医生也证实了这一点。然而在了解到这一信息之后，患者家属却拒绝与我们继续合作。一天后，临终关怀工作人员报告说，患者的院子里出现了一条标语："枪击一切入侵者！"显然，这个家庭并没有准备好谈论（或思考）癌症或易感突变。

　　几年前，一名乳腺癌患者转到了我们诊所接受护理。护士和我注意到她之前已见过不止一位肿瘤科医生。在我们第一次见面时，她显然喝了太多的酒。我告诉她这样一个事实：酒精是诱导乳腺癌发病的一个最为常见的环境（即非遗传性）风险因素。她的眼神开始游离。谈话结束后，她给我发了一封很长的电子邮件，声称酒精并非危险因素，并告诉我有关酒精和乳腺癌的数据"已受到了污染"。我回复了她的电子邮件并附上了证明酒精与乳腺癌之间存在联系的研究论文。她在 5 分钟内便给我回了信，说我根本不了解她，她需要另换一位医生。我被炒掉了。几个月后，我收到了一封电子邮件，还是那位患者。她说她加入了匿名戒酒者协会，想回到我们诊所做随访。截至撰写本书期间，她没有再次酗酒，并且没有罹患癌症。

　　同样，某些人知道他们有癌症突变的时候，会极力否认突变或会造成的影响，就像最近来我们诊所的那位患有甲状腺癌的女性一样。她知道自己的 RET 基因中携带了易患甲状腺癌的突变，她总是自我安慰地认为突变并非那么重要。本来她可以采取癌症预防措施，却错过了时机。也有人把基因检测结果完全掩盖了起来，假装从未接受过基因检测。当我们在诊所看到这样的情况时，常常不禁扪心自问，他们为什么会对突变如此不重视？实际上，自我欺骗心理学发现，人们会自动过滤掉不想听到或认为不需要听到的东西。在被称为莫顿魔鬼（Morton's demon）[①] 的现象中，我们看到了符合我们现有理论的证据。我也未能免俗。如果我把"没有明显的遗传性"误认为"明显没有遗传性"，那么肯定是莫顿魔鬼在起作用。

我们总是会不自觉地寻求内心的平静。心理学家使用术语"认知失调"来描述新信息（例如，你得知自己可能会有基因突变）与现有状态（你并不认为你自己是一个有基因突变的人）的冲突。不承认问题的存在是我们避免烦恼的一种方式。事实有时候会让人感到恐惧，而对事实视而不见可能会带来片刻的安宁。

当然，逃避现实之所以有效是因为我们并不知道自己是在逃避现实。这时候，对事实的否认往往带有某些其他意味，就好像是出于常识、深思熟虑或是对他人感受的顾及。但如果是别人在否认事实，你可能就比较容易看出问题了。以下是人们在应对认知失调时常说的一些话：

我不可能需要遗传咨询。很明显，离婚所带来的痛苦导致我患上了癌症。

---

① 莫顿魔鬼是用来解释认知偏误的现象。即有先入为主的观念，情绪受外界所影响，感知与事实不符，没法客观的看待事情。好似有心魔，由于概念源于麦克斯韦恶魔（Maxwell's demon），并由前创造论者（ex-creationist）格伦莫顿（Glenn Morton）创造，故称莫顿魔鬼。

我工作太忙了，无法前来进行基因检测。

我住得太远，无法进行血检。

医生把我当小白鼠，只想利用我作研究。

上帝会医治我，所以我不需要基因检测。

我有很多家人死于癌症，但所有这些癌症都是非遗传性的。我的兄弟和母亲死于胃癌，那是因为他们气量太小。我不需要遗传咨询。

这个检测结果表明我有一个突变，但这也许是实验室技术人员搞错了。

这些听起来是不是很熟悉？如果是这样，不要在自己身上浪费时间。你很优秀，要认识到，虽然拒不承认现实能暂时让你感到自在，但认知失调最终会导致痛苦的结果。如果你在阅读本书时感到有些不适，请与朋友或健康专家进行交谈。你会发现很难在关爱你的那些人面前保持抗拒的态度。你也可以畅想一下未来 10 年的人生之路，对未来的期许也可能会打消你目前的抗拒心理。

认识到遗传学能给你带来前所未有的帮助，这是减少冲突的另一个积极有效的方法。如果这位 RET 突变的年轻女性已经明白风险管理可以降低 90% 的癌症风险，她可能会采取行动预防甲状腺癌。要了解癌症突变，不要只在意那些我们所不希望听到的坏消息。这可以帮助我们在身体出现问题之前就对癌症发病进行控制，并作出治疗的选择。

如果患者相信祷告会治愈遗传性癌症，我们会向她解释在进行祷告的同时还可以做医疗保健。然后，我们还会补充一条友情提示："如果照顾好自己，会帮助到你的家人。"即便被严词拒绝，这通常也是条很有说服力的建议，甚至在家庭关系生疏的情况下也是如此。容我再强调一遍，但这次我是直接在对你说：

如果照顾好自己，会帮助到你的家人。

根据需要一再强调，并告诉那些应听到这句话的家人们。如果没有这种坚定的信念，许多人会因现实与期望不符而感到不知所措。他们将继续矢口否认——格莱美会依旧认为比伊死于乳腺癌是因为她"压力太大"。

认知失调如同一个狡猾的野兽。即使已认识到了关于自己的医学真相，你也还会遇到一些人试图用他们自己的某些莫名其妙的想法来对你的健康进行解释。在女演员安吉丽娜·朱莉公开声明自己具有 BRCA1 突变并决定接受预防性乳房切除术之后，一些人感到很是担忧。即使那些没有癌症家族史的人亦是如此。为了说明这种担忧有道理，人们开始以各种方式逃避现实。不幸的是，这种逃避的形式看起来很像是在抨击时弊。这就是为什么在朱莉作出声明之后的短短几天里，你就会听到人们在"解释"为何她并不一定真的需要手术，或者说她引发了不必要手术的潮流。朱莉所做的决策是非常明智的，她很可能因此拯救了自己的性命，然而这些人却不愿接受这个事实。当身边的人并不认同你的想法时，你会感到压力。你可能会因迫于压力而改变观点，迎合他人，即便他们都是错的。不要放弃。结合数据、专家意见和清晰的思考，让自己心安。

最后，避免逃避现实最好的办法是相信人定胜天，同时告诫自己，凡事都有更好且更为合理的解决方法。当下如果放任自流，将来终有一天会自食其果。最近我的一位同事在他 60 岁时被诊断出有结肠癌。他告诉我，他后悔没有在 50 岁的时候做结肠镜检。引用他的话："走出舒适区才是最佳的学习途径。我当然希望我在 10 年前便已接受让人不爽的结肠镜检，而不是像现在这样接受化疗。"拒绝知晓是否有患癌高风险的那些人，错失了堪称人类在 21 世纪创造的最为伟大的机会。

5

遗传咨询、基因检测
以及与家人沟通

如果医生认为你可能有遗传性癌症综合征的风险，或者家族史暗示你有癌症基因，接下来要做的便是与遗传咨询师会面，并进行可能的基因检测。遗传咨询师不是在街上随随便便拉来的老好人，他们拥有遗传咨询科学硕士学位。在美国，还必须经过美国遗传咨询委员会的认证。遗传咨询师融合了遗传学、遗传病以及风险管理等方面的深厚知识，能帮非专业人士对这一领域有更好的理解。医生可以向你推荐一位遗传咨询师。由于许多医院都有遗传咨询中心，你无须跑太远。当然，你还可以在国家遗传顾问协会网站 nsgc.org 上找到获得认证的咨询师名单。

在浏览遗传咨询小册子和网站的时候，你会看到里面全是柔色调、玫瑰图以及帅哥靓女们开窗凝望的样子。言外之意是：做一下遗传咨询和基因检测也很不错哦，感觉仿佛是到了水疗中心，技师轻声细语、蹑手蹑脚。但事实并非如此。患者往往预约了遗传咨询师却到时候不来。这与经常出现患者爽约的结肠镜检查如出一辙，让人倍感压力。

当然，压力还来自你并不知晓自己患癌的风险比一般人高。更令人紧张的是你不知自己是否已经很危险。或想知道自己是否并未采取自救措施。去不去做遗传咨询是个人决定，但对我而言，答案再简单不过了。在本章中，我将带你了解遗传咨询和基因检测的过程，以让你宽心。

你需要遗传咨询吗？

我强烈建议你去做遗传咨询，这听起来可能有点口是心非，毕竟我自己拖了十几年才最终决定去做遗传咨询。在比伊去世后的几年里，我总是试图说服自己去认为在我们家族里不存在癌症遗传性基因，因为从比伊死后我所绘制的那张家族谱系中看不出任何遗传性癌症模式。我还总是不断跟自己说，调查我的家族癌症病史是徒劳的，是在浪费时间。我自认为在交流不畅的前提下，不应再去打扰大家。我不再花心思在自己的遗传史研究上，而是继续积极地致力于护理癌症患者和做基础癌症研究。

后来，我被诊断为患有黑色素瘤。肖恩和我都知道，当一个黑皮肤的、很少光照的人在 30 多岁时便患上了黑色素瘤时，比较明智的做法应该是去检查一下癌症突变的情况。肖恩让我去接受遗传咨询和基因检测。尽管如此，我还是有些犹豫。我没去做遗传咨询，不只是因为忧心忡忡、事务繁忙，或担心与家人聊起来时会比较难堪，现在我可以坦白地承认：是我自己感到害怕了。我害怕自己属于癌症高危人群，同时我也很害怕爱人在知道我有遗传缺陷后，会抛弃我。

肖恩和我才步入婚姻的殿堂不久，我们和他之前的两个孩子一起正在组建新的家庭。我的父亲最近去世了，我的母亲格莱美守了寡，我们正在帮她安度余生。虽然黑色素瘤很容易治疗，但若想从诊治的打击中恢复如初，实在不易。此外，圣诞临近，每个人都在承受年终考核的压力。如果携带有癌症基因，我的婚姻将面临重大转折，瞬间分崩离析，甚至会闹到离婚的地步也说不定。

在担心不会被新家庭接纳的时候，我想起了一件事情，顿时重新又感到满怀希望。我想到了之前比伊关于困境的说法：人生的目标不应该是回避困难，而应该学会对我们自己及他人的不完美感到坦然。在我 8 岁左右的时候，有一次曼尼叔叔的孩子们正在我们位于密歇根州湖边的小屋参观。孩子们住的是小屋顶部的一个大而开阔的阁楼，有一天堂兄和我在阁楼里发生了争吵。我不记得我们在为什么而吵，但即便吵架的原因令人莫名其妙，我们的口角还是演变成了大喊大叫。突然之间，我们听到客厅的桌子上有摔书的声音。我们意识到比伊听到了争吵，才闭上了嘴，惊慌地俯视着阁楼的一侧。比伊 16 岁了，对我们绝对够哥们儿，几乎从未发过火。所以当意识到把她给激怒了的时候，我们知道惹了大祸。比伊在夺门而走的时候，突然转过身来，盯着我们。

"我很反感！"她说，"我们在这里生活得很好，已经很幸运了，应该彼此珍惜！但你们小孩视若无睹，把时间都浪费在那些愚蠢的东西上！"然后她径直走了出去。

她的训斥使我们顿感羞愧，我们停止了争吵并继续玩耍起来。

过了一会儿，比伊回来了。她来到阁楼上，解释说很高兴看到我们停止了争吵。不过即便我们没有停止，她也会表示理解。"你们不知道克制自己，"她说，"因为你们还没有完全长大成人。"

简而言之，这就是比伊。她那时还是一个十几岁的孩子，听起来有点高傲，但她的道歉是真诚的。虽然当时只有十几岁，但她已经知道与人建立真正良好关系的唯一方式就是与他们在一起，并且爱他们（无论他们是否已经长大）。这是她的本能，是我们所有人都必须继承发扬的。我喜欢肖恩和我的家人，无论长幼，我都试图让他们去接受我（不管是有可能存在的变异还是其他一切）。我深吸了一口气，试着把预约遗传咨询作为自己的圣诞节礼物，然后发了一封电子邮件给俄亥俄州立大学临床癌症遗传学项目负责人哈里斯·英格（Charis Eng）博士，约他及其遗传咨询师（希瑟）在1月初的某个时候见面。

与一群前来进行遗传咨询的患者进行交谈，可能会让你觉得自己像是身处于匿名戒酒者会中。因为你会一再听到人们描述他们是如何劳神费力才得以看到些许希望，又是如何在得到帮助之前便遭受致命一击（出现了健康危机，就像我的黑色素瘤）。常言道，如果你有问自己是否酗酒，其实内心已然有了答案：你有酗酒。如果你问自己是否应该进行遗传咨询，答案当然是：你应该进行遗传咨询。再简单不过了。你的医生可以给你写推荐信。

以下这些现象表明，你应该去看看遗传咨询师了：

- 当家族谱系符合某种遗传性癌症模式的时候。你可以翻看"绘制家族健康图谱"一章中相关内容，以了解更多关于如何发现遗传性癌症综合征的信息，你也可以参看一下附录 1。

- 当家族谱系不太符合遗传性癌症模式（我就没有），但你仍然感到困惑的时候。请阅读"以家族史为例：沉默还是爆发"一章中相关内容，以便建立家庭谱系。

- 当你经常担心是否携带特定遗传癌症综合征的基因突变的时候。

- 当医生建议你进行遗传评估的时候。

- 当朋友或家人让你进行遗传评估的时候。

尽管我感到很紧张，但在预约当天，我的内心却是出奇的平静。我花了整整一天的时间与丈夫单独在一起，没有诊所，没有实验室，没有孩子，也没其他需要操心的事儿。每每想起从密歇根州安阿伯到俄亥俄州哥伦布风雪道路上那 4 小时车程，我便感到十分难忘。肖恩开车的时候，我大声朗读《纽约时报》上面的故事。当感觉疲劳的时候，我们便轮换着听歌曲，我选的是巴赫的，肖恩选的是 AC/DC 乐队[①] 的。在灰蒙的天空下，我们开车经过茫茫一片玉米地，看着美景在眼前绵延数英里。我们停靠在哥伦布附近的帕内拉。外面很冷，但餐厅温暖异常。肖恩和我在吃了鸡肉面条汤后身心放松，我很享受这种感觉。在这次旅行中，我们是同一方阵的队友，为了健康，齐心协力。每当重访帕内拉的时候，我都会想起那次旅行，点上一份汤，然后内心充满温暖。

遗传咨询师如何帮助你

遗传咨询师会着意引导你去详细了解家族中特定的遗传模式和风险，并决定是否应该做基因检测。如果建议做基因检测，你的咨询师将会按流程约见你，以帮你确定风险级别，并在接下来的步骤中为你提供支持，甚至还会帮助你联系其他家族成员，看看他们是否也存在风险。

说到预约，遗传咨询师要做哪些事我可是了然于胸的。但我惊讶地发现，遗传咨询师竟还会对我的健康保险公司以及保险公司会支付哪些费用十分了解。遗传咨询师也知道保险公司在拿到基因分析结果后，采取健康管理措施（无论是为密切监测身体状况而频繁看医生，进行扫描、验血和结肠镜检查，还是做结肠切除术、甲状腺切除术、乳房切除术等预防性手术）时会支付多少费用。不要

---

① . AC/DC 乐队：澳大利亚的一支摇滚乐队。

低估这种咨询的好处！基因检测越来越便宜，但由知名实验室进行检测仍然需要花费很多钱。保险公司会拒绝不适当的检测申请。假设你有癌症家族史，特别是存在乳腺癌风险（因为你的姨妈得了乳腺癌，且已饱受煎熬）时，你可以要求妇科医生检测 BRCA1 和 BRCA2 突变。保险公司如果没有批准你的请求，将会让你感到不快。他们怎能剥夺你知晓癌症风险的权利呢？于是，就需要自费进行基因检测。结果显示：你没有突变。接着，你找到一位遗传咨询师来帮你解读这一阴性的检测结果，却发现考虑到你的家族病史，咨询师已预测到会有阴性检测结果。你还发现，你主要是有甲状腺癌家族史，应该检测另一基因 PTEN 中的突变情况。带有 PTEN 突变的患者有罹患甲状腺癌的风险，而且较少得结肠癌和乳腺癌。你得为第一次检测付费，而且你仍需做正确的检测。遗传咨询师会查查你的健康保险是否已涵盖基因检测项目，并与检测实验室进行合作，以及帮你完成加入保险的准备流程（有些实验室可以自行管理准备授权的过程，但是一些小而精的实验室没有与保险公司打交道的经验，并无处理预授的权限）。

　　遗传咨询师还知道什么样的检测实验室是最好的。2013 年，美国最高法院裁定，不批准 BRCA1 和 BRCA2（以及其他任何基因）获得专利。从那时起，基因及其突变的检测就像雨后春笋一般蓬勃发展起来。由于政府对营利性实验室的监管过严，拥有资质的实验室太少，给了那些试图赚快钱的江湖骗子以可乘之机。我们的患者卡特女士，因为姐姐被发现携带有 BRCA1 突变，拜访了得克萨斯州的一个小镇医生。疲惫不堪的医生想起了基因检测公司代表在办公室附近所留下的样本检测试剂盒和一些小册子。但是，基因检测公司（让我们称之为 WTH 实验室）在分析了她的 BRCA1 和 BRCA2 基因的整个序列后，向医生报告说，卡特女士没有任何基因突变。患者因此感到欢欣鼓舞，仿佛她和孩子们得到了幸运女神的眷顾。

但随后卡特女士患上了乳腺癌。医生开始质疑检测结果，并将卡特女士送到我们这儿来。我们的遗传咨询师感觉这件事有些蹊跷。为什么实验室会去检测这两种基因的所有可能的突变，而不是去检测在她家族中已知的那种突变？基因检测很是昂贵，这个实验室不应检测其他类型的突变，而且它们的实验结果的相关细节也是严重缺失。为什么会缺失？我们给实验室打了电话，对方拒绝承认存在问题。然后，我们将卡特女士的血液样本送到另一个靠谱的实验室进行重新检测。结果是：卡特女士确实有与她姐姐一样的突变。第一个实验室明显是在胡来。幸运的是，卡特女士的癌症仍然可治，且无论是遗传咨询师还是临床遗传学家，都训练有素，能够揪出不负责任的实验室，并确保你能选择一个好的实验室。

更为重要的是，遗传咨询师可以发现在家族中可能存在的癌症模式。遗传咨询师将自行创建家族谱系。如果你已绘制了谱系并尽可能完整准确地填写了相关信息，那就再好不过了。接着，咨询师会仔细查看谱系中是否有遗传性癌症综合征的迹象：多人患癌（两个或更多近亲位于家族同一支，具有相同或相关癌症）、有人早年患癌，以及有人罹患多种癌。有些类型的癌症非常罕见（其中包括卵巢癌、男性乳腺癌和肾上腺肿瘤），即使只有一位家人罹患了这种癌症，遗传咨询师也往往会怀疑存在遗传性癌症综合征。当然，如果已知你的家人存在突变，那么遗传咨询师会强烈建议你检测这一突变。

约见遗传咨询师的另一个原因是，咨询师能帮你直面遗传真相，即使你不愿意。真的会有自欺欺人的情况发生。我是一名医生和一名科学家，但当我端坐在希瑟和英格博士对面的椅子上时，我还觉得这样的会面太过谨慎了。我确信自己无须做基因检测，但当希瑟和英格博士都建议我做 BRCA1 和 BRCA2 突变检测时，我还是同意了，我觉得我是在迁就他们。然而，肖恩和我在密歇根办公室里等到的检测结果却是：我不仅有突变，而且侵袭性还很强。我意识到这些遗传专家救了我的命。要知道，没有他们的支持和坚持，我是不会接受基因检测的。

抛开逃避现实的心理不说，遗传学实在深奥难懂。需要大概两年的课程学习、研究和临床指导，以及更多的继续教育，才能拿到遗传咨询的硕士学位。相比之下，许多医生对遗传学的研究水平不够，无法对谱系进行准确评估，也并不知道下一步该如何是好。他们并非坏医生，只不过是因为遗传学专业太过复杂，需要历练积累罢了。在由心理咨询师、理学硕士琳达·罗宾逊（Linda Robinson）所领导的专业遗传咨询师队伍的帮助下，我每天都需要与诊所里的患者打交道。由于相关知识过于专业，所以国家综合癌症联盟

（National Comprehensive Cancer Network，为肿瘤学标准护理指南的制定献计献策的美国癌症专家联盟）建议在基因检测前得做遗传咨询。

在首次召开家族史会议之前，希瑟给我打了个电话。当我和她以及英格博士坐下时，我欣喜地发现她已为我绘了一个新的家谱。她强调获得医疗记录以确认患癌亲属的诊断非常重要，并试图获取姑妈埃维和杰克叔叔那些难找的记录。我们把授权书发给了医院，希瑟说如果收到了诊治确认书，就会立刻通知我。

对于我很久之前所做的那个评估，希瑟和英格博士表示认同：我的家族没有明确的遗传性癌症模式。**看，我一直都是对的！**我洋洋自得。不过，他们还说到，我家族中患癌的人太多，肯定能找到潜在的突变。我整个人立刻就感觉不好了。我该检测哪种突变？因为我的父亲是犹太人，而且大部分癌症都发生在他那支，所以按道理来讲，他们认为可以查查我在德系犹太人 BRCA1 或 BRCA2 突变上的风险情况。为了搞清楚我是否有突变的风险，希瑟和英格博士调用了我所没有的资源，包括统计模型和实验室数据，以便将个人和家族史以及系谱等各方面的因素考虑进来。对于突变概率大于 10% 的人而言，做检测是合适的，结果显示，我有 29%~37% 的 BRCA1 或 BRCA2 突变风险。血液样本被用于检测和研究，这是我所乐意看到的。

在预测未来这件事儿上，遗传咨询师比手相师靠谱。事实上，遗传咨询师擅长解释未来的患癌风险，这也是科学在人性方面的体现。希瑟不仅能洞察到检测结果所带来的影响，而且还能开诚布公，直言相告。她如今仍在不断为患者答疑解惑。

但即便是再伟大的遗传咨询师也无法把所有的精力全都倾注在遗传咨询上面。如果能在讨论过程中采取更加积极主动的态度，你将从中获益更多。

怎样更好地利用遗传咨询

大多数遗传咨询过程持续约一个小时。为充分利用时间，请务必提前准备好。预约之前在网上绘制或创建你的家族谱系（像我一样，首先或要做一个讨论你家族史的电话预约），并带上一份复印件。清楚哪些是准确的信息，以及哪些是你所不甚清楚的。请记住，编造信息或凭空猜测很可能会误导遗传咨询师，让大家在错误的道路上吃尽苦头。如果有医疗记录、家庭病史或其他书面信息，请一并提供以作参考。

有时患者走进我们诊所，说道："我知道我需要做遗传评估，并且我想为自己的健康负责，可我该怎么做呢？"当出现这种情况的时候，我们会感到很欣慰。我们要做的第一件事就是告诉这些患者，要尽可能地去编制家族史。同时，我们还会告诉患者最理想的沟通状态是什么：理想患者关心自我及他人的健康；在有必要做基因检测的时候，不会有任何借口进行拖延；如果被要求参与基因研究，他们会欣然同意；如果发现自己有突变，不会认为或表现得像是个受害者；患者会很高兴能够发现问题的所在，并开始研究该如何进行抉择（在下一章会重点说明此问题）；他们会看到医护人员的价值；他们有点小自负，但并不自恋；他们意识到自己可能在认知上存在盲点，所以会竭力与专家进行交流，力争把情况搞清楚；这些了不起的人也明白，随着遗传学复杂性的增加，遗传咨询师的作用也越重要。

最为重要的是，这些理想患者并不关心如果携带有突变，别人会如何看待他们。这是我成为安吉丽娜·朱莉（Angelina Jolie）和克里斯蒂娜·阿普尔盖特（Christina Applegate）等人粉丝的原因。阿普尔盖特在 36 岁时被诊断为乳腺癌，且携带有 BRCA1 突变。为避免恶化，她选择做了预防性双乳房切除术。她还成立了一个被癌症遗传学家称之为阿普尔盖特基金会（Applegate Fund）[正式名称为妇女的正确行动（Right Action for Women）] 的非营利组织，这个组织办得很成功。这家慈善机构为遗传风险很高且缺少帮助的乳腺癌患者支付乳腺磁共振（magnetic resonance imaging，MRI）检查费用。这些资金对我们诊所而言可以说是及时雨，因为我们看到得克萨斯大学西南医学中心的两家附属安全网络医院（帕克兰医院和约翰·彼得·史密斯医院）均存在大量患者保额不足的情况。即便采用"负担得起的疗法"，这些患者的费用也还是太高，而阿普尔盖特的慈善机构会为相关费用买单。

朱莉和阿普尔盖特把她们携带 BRCA1 基因突变并进行了手术的消息公之于众，通过分享自己的经验来帮助他人，并以优雅和简单的方式完成一切，令人钦佩。在阿普尔盖特和朱莉之前，贝蒂·福特和希尔达·雷纳（Gilda Radner）也做了有益于癌症公开化的事情，且实事求是。对于像阿普尔盖特和朱莉这样的人而言，面对遗传性癌症，没有坐以待毙，而是积极应对。

不言而喻，我并不是一个理想患者。不仅仅是因为我自己曾逃避过现实。有那么一刹那，我仿佛回到了小学时代，回想起自己那段不尽如人意的日子。坐在遗传咨询办公室里，恍惚间我仿佛是一名再次违规的学生，正在被我四年级老师，快嘴吉奥·麦格劳（Quick Jaw McGraw）叫起来回答问题。麦格劳女士站在教室前排，喋喋不休，她的话就像是子弹飕飕地穿过我的耳际。她也因此有了"快嘴"这个绰号。一种解决方法是用手护住耳朵，另一种解决方法是通过后窗把注意力放在室外的操场上。这就是所谓的漫不经心。然而，这一次我遇到的问题却不仅仅是由于疏忽而在试卷的每一行都填写上了相同答案。我会时不时地感到挫败、感到尴尬，甚至羞耻。为何我在闪躲的同时却还掺杂着些许内疚？这是心理学家亟待解决的问题，但在我遗传学诊所的工作中，我发现我并非唯一试图解决这些令人左右为难问题的人。如果你不是一个理想患者，你其实并不孤单。我们能做的只是尽力而为。不过，像阿普尔盖特和朱莉这样的行为榜样，能现身说法以让人知道基因检测的必要性，是大有裨益的。感到困惑、不安和担心，这没什么大不了的。但当你出现这种情况时，要想想这些榜样，时刻谨记，并对自己说，遗传咨询是一项要事。这就是我将要解决的问题。你或许会发现，如果你扮演角色，便会融入其中。然后你可以成为追随者的榜样。

基因检测是怎样一个过程？

抽血后，类似联邦快递那样的公司会把样品送至检测实验室。在实验室里，白细胞裂解，DNA 从蛋白质和其他分子中分离出来。虽然人们常说 DNA 存在于身体里的每一个细胞中，但事实并非如此。比如，红细胞就不含 DNA。由于白细胞中含有 DNA，血液本身就可以用来进行癌症基因突变检测。

在实验室工作人员提取出 DNA 后，便使用声波或酶将其弄碎，然后用聚合酶链式反应（polymerase chain reaction，PCR）来扩增 DNA 片段，从而增加实验室的可用 DNA 量，让操作变得更为简便。接下来，把这些数以百万计的拷贝放进测序仪——此设备看起来就像是一个花哨的冰箱。要注意的是，DNA 是由 4 种核苷酸组成，包含 A、T、C 和 G 4 种碱基。这 4 个字母（或碱基或核苷酸）共同编制你的细胞蓝图。机器按照字母出现的顺序来进行测读。DNA 测序是允许我们按照字母在你的基因（如果测单个基因的序列）或整个染色体（如果测整个基因组序列）中出现的先后顺序来进行读取的过程。当时，我使用的是老旧的桑格测序技术 [此测序方法是以曾两次荣获诺贝尔奖的弗雷德里克·桑格（Frederick Sanger）的名字来命名的]，只检测了我的 BRCA1 和 BRCA2 基因中的核苷酸序列。但 2004 年的技术已经过时了，如今实验室用更为先进的测序技术，能同时快速对多个基因进行测序。这个过程被称为下一代测序。

下一代测序技术大大降低了测序成本。测首个基因组用了 10 年的时间，花费了 30 亿美元。如今，功能强大的计算机通常会在几天内将来自单个基因组的数百万个 DNA 片段的所有信息重新组合为一个连贯的序列。市场竞争和突破性技术（包括显微镜、表面化学、核苷酸生物化学、计算以及数据存储）使得测序速度大幅提升，测序价格急剧下降。在我做了基因检测后，DNA 测序技术在以不可思议的方式向前推进（尽管如此，对一个或多个基因进行测序仍然比测整个基因组要便宜得多，且准确性更高。更为重要的是：尽管我们拥有测全基因组序列的技术，但对于测得的 99% 的序列，我们仍不是很了解。这就是为何只能筛选对你有风险的突变进行检测的原因所在）。

可预计的是，每个人基因中有超过 99% 的核苷酸（构建 DNA 的模块）与其他人的顺序是相同的。每个人基因中有超过 99% 的核苷酸（构建 DNA 的模块）都是可预测的，与其他人的顺序相同。正是个体之间的少数遗传差异造就了我们遗传特征性的差异——从我们的眼睛颜色到我们的患癌倾向。为找到基因中的差异，科学家将基因组序列与基因组参考系的序列进行比对。参考基因组是许多人所共有的正常基因序列。这就好比组成普通人基因组的模板。实际上没有一个完全"正常"的基因组。一些异常有可能减少你的患癌风险，而其他异常则会增加患癌风险。大多异常与癌症无关，正如每一张脸都会有独特的方面（既有缺点，也有优点），每个基因序列亦是如此。

我们实验室最近使用了基因组参照序列联盟中版本 37（GRCh37）的参考基因组，对诊所的许多患者进行了基因测序。这一参考基因组来自纽约布法罗的 13 位匿名志愿者。这些志愿者是被遗传咨询师筛选出来的，在捐献血液进行 DNA 分析之前，咨询师们便已将那些具有明显遗传综合征的志愿者排除在外。GRCh37 储存在国家生物技术信息中心下属的基因库（GenBank）。在所有参考基因组中，它被认为是强大而可靠的。如果你的序列与实验室所使用的参考基因组序列有所不同，那么将根据其他序列变异数据库进行核查，以确定你携带有哪种突变，以及此突变对你的健康而言意味着什么。

直接面向消费者的基因检测怎么样？

为什么要与遗传咨询师沟通？为什么不能使用邮购的基因检测服务？这些直接面向消费者的检测（direct-to consumer tests，DTC 测试）会绕开医疗行业的条条框框。DTC 公司会给你邮寄一个检测工具包。你可以在家里收集 DNA 样本（通常是颊黏膜拭子）并邮寄回去，接着公司联系你并返回检测结果。按照法律规定，DTC 基因检测公司只能告诉你发现了哪些突变，他们不能把这些突变的含义说清楚，这是 DTC 流程中的最大障碍。正如我将在本章后续内容中解释的那样，我们大家都携带有基因突变。需要专家来帮忙理解究竟哪些突变可能有害，哪些突变是良性的，以及哪些突变属于让人沮丧的"意义不明"那类。如果你做了 DTC 基因检测，你需要遗传咨询师的帮助才能理解检测的结果。即便如此，大多数遗传咨询师更愿意与他们所熟知和信任的实验室进行合作。因此，咨询师往往不会使用 DTC 的检测结果，而要求你重新做检测。

理解基因检测的结果

由于在解释任何基因检测结果的时候都可能会遇到极大的挑战，遗传咨询师或医生将尽其所能，向你解析相关结果。但有时他们说出来的话，听起来就像老师在《花生》（*Peanuts*）一节中所讲的那样：哇啦啦、哗哗啦啦、哗啦……为了有助于理解检测结果，在此列出一个简单的框架以供参考，结果主要有三类：

- 肯定
- 否定
- 说不定

肯定

"肯定"意味着检测结果为阳性，你具有可增加患癌风险的突变。实验室检测称这些突变为"有害的"或"致病性的"。你从父母那儿遗传得到此突变，即便父母都未罹患过癌症。这个结果对你的家人有影响。如果你有兄弟姐妹，每个人都有 50% 的概率会通过遗传得到此突变。你所生的每一个孩子都有 50% 的可能会遗传到你的突变。你的亲戚们也可能会有突变。如果你是家族中第一个被发现具有突变的人，那么你将成为领导者（即使在现实生活中你是追随者），帮助其他家人进行检测。

你的遗传咨询师应告诉你究竟哪个基因发生了突变，也应告诉你那个基因中"拼写错误"的核苷酸到底是什么。就我而言，BRCA1 基因发生了突变，特定的"拼写错误"是 BRCA1 5382insC。请记住，每个人都有 BRCA1 基因。当这种基因的功能正常时，它可以防止乳腺癌、卵巢癌和其他癌症。当 BRCA1 基因发生某些突变时，它们会改变蛋白质结构并使蛋白质丧失功能。相对于其他突变，其中一些突变被认为更为有害。其他遗传性癌症综合征也是如此。风险总是在一定范围内的，不同研究的结果都会提出不同的风险范围。这种范围的不同也说明风险的高低与家族史有关。一般来说，携带有我那种 BRCA1 突变，并同我一样有着明显癌症家族史的人，患乳腺癌或卵巢癌的风险较高。具有相同 BRCA1 突变但没有家族史的人罹患癌症的可能性较小（关于遗传性癌症综合征风险范围的更多信息，请参见附录 2 中的表）。

一个"肯定"的结果并不意味着你一定会患癌症。只意味着你处于高风险状态。对我而言，风险值很高。对于有着不同 BRCA1 突变且没有家族史的人来说，风险值会更低。对于本书中所列出的各项突变，你都可以采取积极措施对风险进行管控。对某些人来说，这些措施包括预防性手术或药物。对其他人而言，要再做筛查。在下一章中，我将更多地讨论风险管控策略，从而让你不至于太过担忧。

否定

"否定"意味着没有检测出突变。如果你只是因为某个家族成员的检测结果为阳性而对特定突变进行有针对性的检测，那么检测的结果就非常明确：你没有该突变。也就是说你很可能已经完成了检测。

如果你有很明确的癌症家族史，而且其他亲属均未进行过检测，那么除了已检测过的那个特定突变之外，你仍可能有其他突变。例如，我接受了常见的德系犹太人的 BRCA1 和 BRCA2 突变检测，检测结果表明我的 BRCA1 5382insC 德系突变为阳性，这可以很好地解释为何我的许多家人都会患癌，因为我们有遗传性乳腺癌和卵巢癌综合征。如果检测结果为阴性，希瑟会建议在整个 BRCA1 和 BRCA2 基因序列中寻找其他突变。如果所有的结果均为阴性，那么正如她在咨询刚开始时所解释的那样，一切仍未结束。我的家人所患的是一些与 BRCA1 或 BRCA2 突变不那么紧密相关的癌症，包括杰克的肾上腺皮质癌、格鲁普的肾上腺癌（嗜铬细胞瘤）以及我自己的黑色素瘤。这些很可能表明我们具有不同类型的遗传综合征。如果我的检测结果为阴性，则下一次的检测将针对李-佛美尼综合征（肿瘤抑制蛋白 TP53 中的突变）和家族性恶性黑色素瘤综合征（由 CDK2NA 基因，也称为 p16INK4a 基因引起的突变）。由于格鲁普得了嗜铬细胞瘤，我可能需要接受对希佩尔·林道综合征（Von Hippel-Lindau syndrome，VHL）或多发性内分泌腺瘤 2 型综合征（multiple endocrine neoplasia type 2 syndrome，MEN2）的相关检测。我的家族病史当然没有表明具体是什么综合征，但确实能看出存在一两个遗传性突变。我们还需要分析多个基因，才能知道我是否携带未知突变，我的家人患癌是否都是因为运气不好。

如果你有多个家人罹患癌症，而对他们的多个突变检测均为阴性，那么可能会是一些非遗传性的风险因素（例如遭受致癌物质的侵害）导致了他们患病。这也可能是偶然事件。但是很难说这不是遗传性的突变，因为并非所有的突变都是已知的，我们一直在试图发现新的突变。如果你的一系列基因检测均呈阴性，那么一旦发现有新的癌症基因，或者当你了解到关于家族病史新的重要信息时，你就需要重新做个基因检测。2014 年的一项研究显示，具有乳腺癌家族史、同时又被检测出 PALB2 基因突变的女性，罹患乳腺癌的风险要高于已知的其他情况，最高能达到普通人风险的 6 倍。这一发现解释了为什么一些明显具有乳腺癌家族史的女性，没有检测出 BRCA1 和 BRCA2 基因突变。如果有家族癌症病史，但基因检测没能发现突变，请留意医学新闻，并与你的遗传咨询师保持联系，关注是否出现了新的基因检测项目。遗传分析和基因检测并非一锤子买卖，而是一种持续的健康习惯，就好比去检查胆固醇或看牙医（当然，基因检测比这两者更为有意思）。在将来，每年找遗传学家进行一次检查，从而更新你的家族病史和基因检测情况，也许会成为每个人维护健康的标准方式。

说不定

"说不定"意味着你具有一个意义不甚明了的突变。我们并不知道这些突变对患癌风险意味着什么。随着越来越多的人接受基因检测，我们将不断收集与这些不确定结果相关的信息，并试着理解其中所蕴含的意义。最终，意义不明的突变将被重新界定为有害或可能无害。

说得更明白一些，就是每个人都有基因突变，且都有许多的基因突变。平均而言，我们每个人都有815个意义未知的突变，分散在约19 000个基因的编码区域（编码蛋白质的编码区仅由整个基因组的一小部分组成，并且大多位于致癌突变区，目前无法估计在非编码区中所发现的突变数量）。研究人员有时会称这些位于编码区的突变为"潜在致病突变"，但不要被这一称谓所吓倒，毕竟出现问题的可能性是非常低的。

一些意义未知的突变被称为"功能丧失"型突变。在这些突变中，该基因不能制造完整的蛋白质，或制造出了有严重缺陷的蛋白质。我们每个人平均携带有10个这样的破损基因。请注意，大多数破损基因都不是有害的，要么是因为这种基因对健康没有什么影响，要么是因为你拥有这些基因的备份，可以不影响到正常功能。请记住，每个基因均有两份拷贝：一份来自于母亲，另一份来自于父亲。对于某些基因来说，一份好的拷贝就已足够。而对另一些基因而言，如果原本正常的基因拷贝中出现了缺陷，就会导致疾病发生。这种突变称为"体细胞"突变，因为不是在所有细胞中都遗传了这些缺陷，缺陷仅存在特定细胞中。产生缺陷要么是因为运气不好，要么是因为遭受了香烟烟雾、酒精或强烈的紫外线辐射等诱变剂的侵袭。BRCA1 就是这样一个基因。从父母一方得到一份 BRCA1 突变拷贝的人，通常也会在父母另一方的某些乳房或卵巢细胞中获得另一个 BRCA1 突变拷贝。这些细胞缺乏具有功能的 BRCA1 蛋白，因此失去了维持基因组其余部分保持完整的能力。当癌症基因再次发生突变，这些细胞将最终转化为癌。

有些患者和医生往往不愿意承认基因组中可能存在有害的"突变"，他们常常愿意使用"变化"或"改变"这样的词。但我喜欢"突变"这个词。感觉像是达到某一阶段的标志，很真实。

基因组中的变异也许实际上并没有什么意义，就好比遗传密码中的一个单词虽然被拼写错了，但不会因此改变含义。肖恩的名字是 S-e-a-n，但有时会被人们拼成 S-h-a-w-n。肖恩明白这两个拼写都是在指他，他也会对这两个拼写都作出反应。如果你得到的结论是"说不定"，也许你的突变就是由这些微不足道的拼写错误所引起的。

有时候，基因即使存在大的变异也不一定会导致任何问题。你或许丢失了好几个基因，但这并没增加你患癌或患任何其他病症的风险。这类似于有人给你打电话时直呼你的姓和名，却忘了你的中间名。通常情况下，这没什么大不了的。你仍知道叫的就是你，你仍然会对此予以正常应答。

获 取 信 息

　　了解基因检测结果是一件大事，有时你的反应会令自己大吃一惊。我们诊所的一位遗传咨询师曾与一名男子进行交流，而该男子的兄弟因具有林奇综合征的突变，在年轻时便死于结肠癌。当咨询师把没有携带突变的消息告诉这位男子时，该男子不禁抽泣起来。咨询师起初对此很是担心，但该男子之后高兴地解释说，这一结果令他如释重负，这是他 30 年来第一次喜极而泣。

　　在了解你的检测结果之后，无论你的反应如何，都无"好坏"之分。我在了解到自己具有 BRCA 突变后，态度是很乐观的。经过长期的矢口否认和隐隐担忧，我顿感目的明晰，充满活力。我终于能够解释困扰家人的癌症。现在不仅可以采取措施来管控自己的风险，还可以帮助家族中的其他人。我从未想到会有今天，当然也不是每个人都会这样想。不论是感到恐惧（如果我刚得癌症或早已罹患癌症，那么将会怎样？），还是感到焦虑（如果孩子和其他亲属也有这种突变呢？）、内疚（我早就应该接受基因检测！）、耻辱（我有缺陷？）、惊奇（这种事情怎么会发生在我身上？）、感恩（对曾参与研究的患者）以及高兴（我终于有了答案和方案），都是正常的。因为突变确实会让人感觉到害怕，有些人从不确信自己是否想要孩子，会始终被解脱和内疚的情绪所困扰。阴性结果也会引发某些说不清楚的情绪，有可能是解脱、内疚，也有可能是对家族癌症没有明确解释的沮丧。因为会有这种情绪上的纠结，所以更应该去看遗传咨询师。如果是你自己将血液或颊黏膜拭子送到实验室，或者医生没有为你提供遗传咨询，那么你就无法享受专业人员针对你个人做出的分析了。

在准备听取检测结果时，有四点需要谨记。

首先，直面重大变故并不容易，特别是当你被一大堆日常待办事项弄得焦头烂额的时候。不过，检测结果也许会让日常琐事变得不值一提。当被检测出突变的时候，我正忙于申请基金、指导博士后和研究生、看诊，以及照顾我们的孩子。在得知检测结果后，我重新梳理了待办事务的优先级顺序。我知道自己会去做预防性手术，但我也想先了解一下在这些手术中应该如何做选择。我放下了申请基金的工作，对博士后的指导也不再事必躬亲，并且聘请了最受孩子们喜欢的研究生做临时保姆。

然后我重新梳理了一个工作清单。我确保把精力集中起来，不因照顾孩子而分心。我与外科医生和肿瘤科医生进行了交流，仔细阅读了有关预防性手术的研究，同时确保我的保险状况良好，并把情况告知我的亲人们，最终选择在波士顿的布里格姆妇女医院进行手术。这一切都很有意思。

但是，当知道有癌症基因时，并非每个人都会这么做。在比伊的女儿长大成年后，因为家人有突变，她做了基因检测。在知道BRCA1 基因突变检测呈阳性后，我满怀关切地问她感觉如何。

"太可怕了！"她说。

我安抚道，阳性结果会让她有得选择。无论作出什么样的决定，母亲都会因她勇于面对事实而感到自豪。

"不，不，"她纠正道，"我一直都认为我有突变，只是讨厌为做基因检测而抽血罢了。这太可怕了，我几乎要晕过去了。"事实证明，比伊的女儿早就接受了有 BRCA1 突变的现实，这事儿也已在她身上打上了深深的烙印。

我那来自密歇根州的患者玛莎拉（Masera）对此却是另一种反应。在被检测出癌症基因后，她决定戒掉每日必喝的伏特加，并且开始组装旧汽车（这是她一直以来的梦想）。玛莎拉如今仍然滴酒不沾，也没患癌症，而且很多她组装的旧汽车都获奖了。

第二，基因检测是在已知的癌症基因中寻找突变。如上所述，可能有其他目前尚未发现的突变会影响你的患癌风险。

第三，突变检测为阳性并不意味着你会患癌症，检测为阴性并不能保证你永远不会患癌。请尽量避免宿命论。

第四，同时也是最后一件事情是，在癌症诊断以外的其他阶段，你不用急着作出任何决定。你有时间来思考下一步该怎么办。遗传咨询师会帮你了解突变情况，会告诉你能做什么，以及如何管控你的风险。下一章将帮你作出最适合于你的决定。

"神秘患者"可以帮助我们理解基因组

如果你是一个"神秘患者"，虽然家族病史表明你有遗传性癌症倾向，但目前没有可以通过基因检测来确定的已知突变，那么你需要与遗传咨询师保持密切联系。如果有了新的基因检测项目，咨询师应告诉你，不过一味地坐等通知并不可取。每年打电话给诊所询问是否有新的检查项目。再强调一次，不要寄希望于普通的家庭医生或妇产科医生，认为她们肯定了解目前的基因检测情况，你需要与遗传专家保持联系。

我也在不断鼓励神秘患者参与研究。要想识别新突变并开发出新的基因检测，科学上唯一可行的方法是：收集更多的遗传材料以用于研究。人类基因组估计有 19 000 个基因。我们有大约 4000 个基因的有用信息。我们知道当这 4000 个基因中的任一个有破损时会出现怎样的情况。但是，这些基因的应用（为何可以预防疾病，以及如何利用他们的特性预防疾病），仍然存在大量未解之谜。现在研究人员可以轻易地对患者 DNA 进行测序，但我们对遗传密码的内涵仍一知半解。我们认识字母，但在大多数情况下，我们不知道该如何理解这些字母。

科学上对人类基因组的认知，就好比我对西班牙语的了解。奥斯卡每晚在办公室里帮我收拾垃圾，我知道每次最多和他聊上 5 秒钟便得打住，因为他只会说西班牙语。每晚见到他时，我会说：

"Hola, cómoestás（嗨，你好）！"于是他回答："Bien（好）！"接着我会说："Hasta mañana（明天见）。"如果是在星期五，我会把这句话换成："Feliz fin de semana（周末愉快）。"之后无论怎样，他都会答道："Adiós（再见）！"，然后砰的一声关上门。我对其他西班牙语一无所知，我们目前对人类基因组的理解也与此类似。而且，没有罗塞塔石碑（Rosetta Stone）^①或贝立兹（Berlitz）^②计划来帮助我们学习基因组的语言，也没有详尽的翻译词典来帮助我们查找人类基因及其含义。我们并不总是知道正确拼写与其他替代性拼写（或是可致癌突变错误拼写）之间的区别。科学家仍需要大量的研究才能完成初级版本的基因组字典。

我们实验室正在与其他实验室合作，将每个核苷酸与患者及其家属的癌症倾向联系起来。通过这样做，我们希望能找出更多像 BRCA1、BRCA2、MLH1 和 APC 这样的基因。这些基因都是在完好无损时才能起作用。它们使细胞的 DNA 和蛋白质工厂保持整洁，抑制癌症发生。在遗传时，如果得到的是一份破损的基因拷贝，患癌风险就会增加，因为第二份拷贝也可能会因体细胞突变而遭到破坏。如果研究人员继续对家族中癌症患者的基因组进行测序，我们会发现更多这样的基因，并且我们将更多地了解当这些基因突变时会发生什么。最终，我们将能够帮助更多的人了解和管控癌症以及其他疾病的遗传风险。

---

① 罗塞塔石碑：一款美国多媒体语言教学软件。
② 贝立兹：一家全球性的语言培训机构。

对于保险政策和就业的影响

如果你的基因检测查出了有害突变，被称为《遗传信息非歧视法》（Genetic Information Nondiscrimination Act，GINA）的联邦法律将保护你免受某些形式的歧视。例如，GINA 规定健康保险提供商如果泄露了你的基因检测结果，或有根据这些结果对你的保险范围和资格作出改变，就会违法。该法律还禁止雇员人数超过 15 名的企业根据基因检测作出聘用、解雇和晋升的决定。

不过这项规定也存在一些漏洞。GINA 不适用于雇员人数少于 15 名的企业。如果你在美国的军队服役，或者受益于退伍军人事务部或印第安人健康服务局，GINA 并不适用。法律也没囊括人寿、残疾或长期护理保险。

保险公司很可能会迅速地发现遗传信息的价值。如果你进行过遗传评估，突变检测结果为阳性，并且能遵循预防和筛查指南，那么保险公司会认为你能够遵守协定。而对于那些没有进行过遗传分析的人来说，保险公司可能会承担更高的风险，就像吸烟者需交更高保费那样。

告知家人癌基因突变的消息

当拿到检测结果时，这些结果的用处也不仅限于你本人，它还会影响到你的血亲。遗传咨询师能帮你找出谁最有风险，首先应该与哪位家人取得联系。但是如果癌症突变检测为阳性，最终需要做的就是把这一情况告诉每一个你能找到的血亲。这种交流最重要的是为亲属提供准确的健康信息，并为下一步行动提供思路。这可能会让你感到畏惧。在艰难时期，它就像是压在你肩上的重担。但是，你正在给亲人们带来也许能挽救他们生命的消息。当然，如果你存在患癌的风险，你也会希望其他亲人能告诉你这种风险因素。

　　谁会告诉你的家人他们可能遗传了癌症基因？这个使命通常会落到第一个被检测为阳性的人身上。在我的家族里，那个人就是我。这对我来说是一个新的角色。我习惯于把自己想象成家里最小的孩子，总是希望像大人们那样把事情做好，遵守本分，却不像他们那样具有责任感。也许这可以解释为何我打给家人的第一通电话并没有想象中的那么顺利。还记得希瑟和我最开始就认定我父亲的家族最可能是突变的来源吗？这一判断基于他们家族的癌症病史，是有道理的。我有一个犹太人特有的突变，而他们是犹太人。希瑟认定我父亲的弟弟，曼尼叔叔是最具有风险的人。我同意会打电话给曼尼叔叔，并向他解释应该接受同样的 BRCA1 突变检测。正如我之前所提到的，我打电话把这一消息告诉了曼尼叔叔。我之前没有提到的是，当曼尼开始哭泣时，我措手不及。曼尼曾多次为我们而哭泣。当比伊去世时，他哭得一塌糊涂。在格鲁普的葬礼上，曼尼呜咽地说着他的悼词。哭泣对他来说并不是件稀罕事。然而，这次曼尼哭了，是因为他有 5 个孩子，其中 4 个女儿在当时还是三四十岁出头。作为一名精神病医生和医学人士，他知道这个年龄是 BRCA1

爆发问题的高峰期。他有一个女儿怀孕了。如果我在打电话之前花时间站在曼尼的角度上考虑，我可能不会对他的反应感到惊讶。

我通过电话向大部分家人告知了这一消息，但治疗师卡洛琳·戴奇（Carolyn Daitch）建议，电子邮件也许是个不错的选择。她指出，电子邮件似乎不那么人性化，但它给了人们吸收和消化消息的时间。你可以附上咨询师或医生提供的健康信息，他们可以立刻开始阅读，也可以等做好准备了再看。

如果需要把消息告诉某个不太可能接受你的人，该怎么办？有时候，你可能需要将消息发送给与你比较生疏或是倾向于避免沉重话题的亲属。在这种情况下，治疗师杰罗姆·普赖斯推荐被他称之为"成功和善意"的操作策略：发送电子邮件，但不要透露所有信息。相反，在邮件的主题部分写一个概要，比如"你携带有癌症基因的可能性为50%。请给我发电子邮件以了解更多信息"。即便对方不太可能查收你的消息，也定会看到主题词。如果在两周内还没有收到回复，请继续跟进，并提供更多的信息。

是否该让其他人帮忙传话呢？在敏感时期，可以寻找"内线"，不过这个人得是最为可信或者常负责沟通重要信息的家族成员。通常是父母或年长的哥哥姐姐。在关系特别生疏的情况下，请按照普赖斯的建议，充分利用家族里存在的焦虑情绪。寻找那些对这一消息最为关切，甚至感到害怕的人，这样的人最听得进去意见，也最有可能会采取行动。先告诉那个人，然后让那个人和你一起去告诉家族里的其他人。

　　一旦确认了家族中具有癌症突变，生活中就好似平地起了一声惊雷。它会让人感到恐惧，同时也会破坏旧有的不良模式。葬礼可以成为人们分分合合的见证，此时谈论突变会起到好的作用，能加强家族的凝聚力。新气象并非一蹴而就，所以请耐心等待。把信息全都告诉给你的家人，然后等待。当然，得给他们点时间去消化。另外，也得有点耐心，要一点点地提供信息，以免让人应接不暇。如果家人仍没有作出回应，可以考虑去看一下家庭医生，他会帮你想方法并将信息传达给你的家人。

　　遗传检测结果会挑战家人对自身的理解。不为人知的怀孕、亲子关系、收养的事实以及由代孕或捐精所生下的孩子都可能会浮出水面。一名患者来我这里进行检查，因为她在 20 岁前被诊断出患有两种黑色素瘤，并在 30 岁时患上了乳腺癌。她和母亲一起前来，并查了家族病史。当拿到检测结果时，患者得知她有 CDKN2A 突变——当此基因的一个拷贝发生突变时，会导致增加黑色素瘤风险（希瑟告诉我，如果我的 BRCA1 和 BRCA2 检测结果正常，他们将会在我的家人中检测 CDKN2A 基因）。此患者的父亲已然早逝，所以我们无法进行检测，但我告诉她的母亲可以来进行基因检测，查查看突变是否来自于她那里。后来，母亲打电话给我解释说没有必要进行检测，因为她的女儿不知道自己是被收养的。我建议母亲把收养一事告诉其女儿，并争取把这一突变情况告知女儿的亲生家人。而她的女儿也可以从这些亲属那里得到重要的健康史信息。一石激起千层浪，对于这对母女来说，这将改变她们彼此的关系。

　　基因检测也会给人带来恐惧和伤害。我们有一个叫乔的患者，他在家里的身份是儿子、哥哥，同时也是叔叔，但他与其他家族成员的关系比较疏远。由于父亲酗酒，他把朋友和同事视为"家人"。后来，乔被诊断患有胃癌，并发现有 CDH1 突变。正常情况下，CDH1 基因产生一种被称为 E- 钙黏蛋白的蛋白质，此蛋白质可以帮助相邻细胞黏在一起形成组织。除此之外，该蛋白质还可以防止细胞失控生长。当 CDH1 突变时，患有遗传性弥漫性胃癌和小叶乳腺癌的风险会变高。

　　由于乔有 CHD1 突变，几乎可以肯定他的一些血亲也会具有这一突变。尽管亲属面临巨大的风险，乔仍然犹豫，不想让他的血亲们知道此事。他担心这个消息会引发父亲的酗酒，并引起家人的愤怒和指责。所以乔推断不良饮食是使他比其他家人更容易患胃癌的原因，其他人没必要知道。最终，他通过电子邮件向他的亲属们发送了一份"家庭信函"。对他而言，那是他所能接受的沟通方式。乔努力沟通的行为表明他已认识到这些信息有可能会挽救其他人的生命。

　　家人之间如何进行沟通取决于他们如何看待自己。家庭是躲开外界纷扰的避风港吗？是一门生意？还是一个球队？无论是否说出口，大家沟通的主题都是"我们会对那些不幸者负责""你可以做得更好""要抓住时机""家人随时可以让你依靠"。当然，最后一句是我们家人常挂在嘴边的话。当我意识到这一点时，我终于明白格莱美为什么最初不想告诉任何人她患有乳腺癌，比伊又为什么想要对自己患有转移性癌症这件事保密。他们认为自己不再是家人的依靠。

民族传统也很重要。在一些文化中，家人拥有"隐私边界"，这样家人就会感到安全，因为他们知道告诉亲人的信息不会为外人所知。在不鼓励开诚布公的文化熏陶下，情绪不稳会导致身体疼痛，包括胃部问题或头痛。犹太人家庭往往不忌讳谈论疾病。在犹太社区，进行结肠癌和乳腺癌基因检测是与家族相关的、必须做的事。因为他们相信知识就是力量，这些做法能够对后人有所帮助。但这些都是大致的概括，每个家族都不一样。在一个有癌症病史的家族中，女性可能会独立做出接受基因检测的决定。而在另一个家族中，所有的医疗决定都可能由丈夫或占主导地位的祖母来决定。了解你的家族模式很重要。了解后，你才能选择是与他们进行合作，还是在必要的时候打破常规。

6

当信息有限时该如何
进行癌症风险管控

　　如果突变让你容易患上癌症，你便可以采取切实行动来降低风险。然而情况并非总是如此。在过去的日子里，我是指在 20 世纪 90 年代初，如果有家族癌症病史，能做的就只有坐等，看是否患癌以及何时患癌。现在情况大为不同了，筛查和预防性手术是可以救你一命的。不过，对于降低风险的最佳方式，在医学上也许尚未达成共识。本章将介绍如何做出风险管控决策，即便是在专家意见不一致，或是数据不足的时候。

　　我经常自诩为侦探，并且鼓励正在追踪其基因遗传特征的人把自己视作探员。我让他们重视证据收集并循着蛛丝马迹进行探索，即便一路上充满坎坷。但如果你要对患癌风险进行管控，这样的类比是不可行的，希望你能另辟蹊径。如果你自诩为侦探，那么你将会陷入福尔摩斯模式的泥沼：认为只要细心地收集到更多的信息，并以正确的方式处理所知道的一切，那么迟早会得到正确的答案。

　　但现在我要说的是：你永远不会得到完整的信息，这是医疗决策的性质所决定的。必须根据所掌握的信息作出最佳决策。这意味着，有时你并非侦探，你的角色更像是一个国家的统治者。你必须要解决问题。你可以参考某些数据，但有时它们并不是你所想要的。你可以咨询某些专家，但有时不同的专家会给出不同的意见。在本章中，我将对常见遗传性癌症综合征治疗方法作出解释，并帮你进行管控癌症的风险决策。

癌症风险管控及其影响

我不得不说：尽管别人告诉过你，风险管控决策并无绝对的好坏之分，但总该有个主观的判断。对于携带家族腺瘤性息肉病（familial adenomatous polyposis）突变的患者，在有生之年患结肠癌的风险几乎为 100%。目前，预防结肠癌早期死亡的唯一方法是做结肠切除手术。这是一个显然有必要做手术的最佳例子。但即便如此，也应考虑一些变量：选择有能力的外科医生、把握手术时机等。

大多数决策都会碰到不容易判断的情况，因为大多数突变并不会使人在有生之年一定患癌。你的患病风险更可能像是 50%、80% 或 30%。有谁能知道何时进行预防性手术才是"正确的"，或者何时采取更为保守的措施（如进行筛查或采用更健康的习惯）才是更"明智"的呢？客观来讲，没有哪个决策一定是更好的。对你而言，除了癌症风险外，正确决策还取决于许多变量。癌症可治么？患癌风险有多大？可以通过早期筛查然后成功治疗吗？那种治疗会是什么样子的？预防性手术的后果是什么？你对可能患癌有多焦虑呢？你对手术有多么担心呢？这些决策反映了你是谁、你在哪里生活、你的价值观以及支撑你生活的系统。这些决策是你展现自己的大好机会。

有人可能会告诉你做决策其实很简单。首先，你要搞清楚对于不同决策你会有何得失，然后选择收益最大的那个。做这样的决策确实很容易。然而，当得失不明之时，你该如何做？当得失相等时，你该如何做？当两种选择看起来都不错的时候，或者都不好的时候，你又该如何做？

决策并无好坏之分，就跟学习新东西一样。每个人都在按自己的方式学习。如果你被迫去学，或者试图以别人想要的方式去学，效果就会不佳。我不愿以小组讨论的方式进行学习，我需要不受打扰的安静空间。而有的人只愿意通过小组讨论的方式进行学习。认识你自己，听从你自己内心的声音。你或许面临着重大而复杂的生活抉择，但你或许有些做复杂决策的经验。你必须决定在哪里生活、将孩子送到哪里上学，或者是否值得为了事业而与差劲的老板一起工作。所以，请借鉴你已有的经验，作出复杂的决策。

想想在什么情况下作出决策最为合适。也许你需要时间来独自权衡选择。也许你需要与各种各样的人在一起进行反复推敲。也许你需要思考几个月，然后就此打住，之后又去想一想。我是通过一个看似冗长的过程来作出决策的。在外界看来，我好似在犹犹豫豫。我练习打高尔夫、涂鸦、打坐、考虑是否参加瑜伽课程。但在心里，我正在思考各种不同的场景，试着去看看它们是如何在实际生活中融会贯通的。这就像是将很多衣服带入试衣间，得花一段时间才能试完。当我做好了准备，我会在销售代表面前模拟一些问题并征求他们的意见。这个决策策略可能会让其他人抓狂，但我必须根据自己的计划思量再三。这不仅仅是个决策过程，决策本身也应与你的习惯相匹配。如果你没有采用专家推荐的预防性手术，如可降低患卵巢癌风险的卵巢切除术，那么也很好。这是你个人的选择自由，没有人能强迫你。你的责任是好好聆听，了解真相，然后做出明智的选择。认清事实然后做出下意识的决策，会让你变得强大。

常见的家族性癌症综合征的风险管控选择

癌症风险管控分为四步：

（1）了解任何有关你自己患病风险的信息。
（2）了解限制该风险的事项。
（3）在咨询师、医生、朋友和家人的帮助下，选择最为合适的风险管控选项。
（4）付诸行动。

前两步比较简单。常见的遗传性癌症综合征列表可参见附录1。同时，附录2中列出了癌症的典型风险以及目前推荐的限制风险事项。

不同的遗传性癌症综合征会对应不同的风险管控选择，对某些综合征的建议可以做得非常精确。一般来说，这些选项往往分为四大类。

首先，是生活方式的改变。几乎所有的专家都认为，戒烟、减少饮酒、锻炼身体和使用防晒霜会有助于减少癌症风险。当知晓有高的患癌风险时，我立刻戒了酒（由于格莱美的父亲是酗酒者，我想知道自己是否会遗传这种酗酒的倾向）。我每天早晨也会在家的附近慢跑（有些人可能会称之为防癌运动）。有证据表明：对于某些癌症，改变生活方式确实能有效降低患病风险。例如，有结肠癌风险的人应该减少红肉的摄入量。这些生活方式的改变几乎没有什么风险，而且还可以提高你的整体健康水平。不过，如果癌症遗传风险很高，改变生活方式的效果实在是微乎其微。

另一个管控策略是加强筛查。可以每年做一次结肠镜检查、增加用磁共振或 X 射线对乳房进行检查的频率，也可以做血液和尿液的生化检查等其他检查，具体选择哪一项取决于你有哪种癌症风险。这些做法都是低风险的，且相对无创。缺点是筛查无法预防癌症，只能尽早发现。有时筛查未能及时发现癌症，这样的假阴性会带来虚假的安慰。

在某些情况下，药物可以有效降低风险。避孕药有助于预防卵巢癌，阿司匹林有助于预防结肠癌，他莫昔芬可以预防某些妇女的乳腺癌。

但是没有药物可以像预防性手术那样预防癌症。预防性手术可摘除有风险的器官，如乳房、卵巢、输卵管、子宫、甲状腺、胃或结肠。手术也许是降低风险最有效的方法。当然，预防性手术会给终生带来影响，对某些人来说可能是太过艰难的选择。

本章不会对这些选项做全面的风险收益分析。我举这些例子仅仅是为了在开始讲决策策略之前，给你一个方向性的指导。

决策的困难

对于某些患者而言，对治疗方案作出决策是非常困难的事，以至于医生给这一问题起了个特定的名字：决策瘫痪。我不喜欢这个词。这个词语意味着，如果你不能立即作出抉择，那么就一定错了。现实情况是，你有权思虑再三，并花时间作决定。然而，如果能预先了解进行风险管控决策时可能存在的一些困难，并想办法来解决他们，也将是有益的。这些困难包括以下几点：

- 面临的损失

- 面临治疗的不确定性

- 处理有分歧的信息

- 对难分伯仲的情况进行选择

- 管控外部压力

面临的损失

预防性手术是摘除易致癌器官的手术。如果你正在考虑预防性手术，你是在考虑给身体带来的损失，这或许很难。当我选择做乳房切除术和卵巢切除术时，我不仅仅是摘除了乳房和卵巢，而且还承担了其他后果。卵巢用于调节雌激素水平，所以手术后我便立即进入了更年期。我会自然而然地"发烫"。虽然我以为调节潮热不应该是件困难的事，但实际上潮热的强度却令我惊讶。我也不时感到有些烦躁和疲倦。虽然我不能百分之百地明白自己为什么会有这样的感觉，但我能感受到卵巢切除术的弊端，它会让身体难以自我调节。要想恢复精力，转变情绪，必须得有耐心。

我对术后的结果感到惊讶。我选择了重塑手术，并对效果感到满意。估计我的体重也减轻了几磅。减肥也许在我的意料之中，但管它呢——有时灵动的想象派上了用场。当饱受手术之苦时，我认为没有必要像往常一样对电子邮件进行立即回复。我也会想，与失去肢体的士兵或死于癌症的患者相比，预防性手术实在显得微不足道，所以我自己并未感到太难过。

也就是说，我发现自己经常会抱怨医疗手段太复杂、晦涩和含糊不清。该做什么手术，为何那么难以决定？诚然，一旦知道存在突变，下决心做乳房切除术和卵巢切除术，并非难事。看起来好像立刻就可以作出决定，但事实上我担心自己患乳腺癌已有很长一段时间了，所以我在心里已逐渐接受了预防性手术，这个决定并不是下意识的举动。

但我还有另一个手术需要考虑：摘除子宫。BRCA1 突变与子宫内膜癌之间的关系很弱，但是当你有子宫内膜癌家族史时，风险略高于正常值。我确实有过家族史：除了乳腺癌之外，格莱美还患有子宫内膜癌，而且伊维姑妈神秘的"卵巢癌"实际上可能是子宫内膜癌。在这种情况下，我变得举棋不定。于是，有一天在我感到烦恼和彷徨的时候，我给朋友珍妮特打了个电话。她对我表示同情，但最终还是说了一些有用的话，比如"继续前进，亲爱的。有些工作还都需要你来亲自完成呢。"珍妮特是对的。只要稍微关注一下任何一个有丰富人生经历的人，你就会发现他们一直都在经历左右为难的决策。我很幸运，因为有朋友能够很好地指出这一点。

担心在经历预防性手术，特别是乳房切除术后，你的外表会发生怎样的变化，这是自然而然的事情。我也十分担心。不过我立刻意识到自己对时尚杂志所设定的那些美丽的标准过于在乎了。忘掉那些！我想知道，我的标准是什么？我希望在人们眼中是个什么样子？我想到了同事和朋友那赞赏的眼神。我不喜欢被邋遢的人所包围，我更愿意和干净利落且神采奕奕的人一起工作与交往。如果他们看起来并非美丽动人，对我而言也没什么。事实上，我喜欢不完美。如果大家都很光鲜亮丽，除了盯着对方消受美貌之外，无事可做。我发现这种态度（我想成为我喜欢结交的那种人）超级棒。我决定做整形手术，但并不想完全改变自己。换句话说，如果你明白我的意思，我是会选择拥有像多莉·帕顿（Dolly Parton）① 一样的

———————
① 多莉·帕顿：美国歌手。

个性，而非她的形体。

我知道有人会存在不同的想法。我的一个客户趁此机会造了个超大的假胸，她很是高兴。有人甚至说："如果需要麻醉，不妨顺便做个双眼皮。"还有些神奇且兼具美感的整形外科医生，他们可以将脂肪从腹部取出并放入乳房。预防性手术往往使我们失去些东西，而我们都在以自己能接受的方式选择怎样进行处理。观察的经验告诉我，最能成功迈过此关的人，是那些能够平衡生理和心理得失的人。

如果家族病史会令你感到不寒而栗，面对器官摘除时你就会显得相对从容得多了。有些携带遗传性腺瘤性息肉病突变的患者（除非移除结肠，否则罹患结肠癌的风险接近100%），当他们得知自己患有结肠癌时，就已目睹多位家人的英年早逝。他们很清楚，通过手术，可增加数十年的寿命。又如，遗传性弥漫性胃癌综合征会让人罹患胃癌的风险变高，因此来我们办公室的人非常希望我们能发现其家族中的突变，因为这将意味着没有突变的那些人不再有风险，而携带突变的人则可以通过胃切除手术来预防发病，这样他们的兄弟姐妹、父母以及其他亲属就可以避免遭受同样的厄运。

如果意外发现了突变，可真是一件令人烦心的事儿。有一位叫作安多拉（Adora）的女性患者，才27岁便患上了罕见的癌症嗜铬细胞瘤（与格鲁普在50岁时所患的癌症一样），她因此被推荐前来做遗传咨询。每个人都有两个肾上腺，她那个被发现存在肿瘤的肾上腺已被切除。我们检测了安多拉在几个基因上的突变情况，希望她只是碰巧患癌，或突变引发的嗜铬细胞瘤不会造成进一步危害。尽管愿望是美好的，但现实并非如此。事实证明，安多拉具有 RET 突变，不仅会引发罕见的肾上腺癌如嗜铬细胞瘤，而且还有 95% 的概率患上甲状腺髓样癌。

听到这一信息，安多拉立刻感到非常震惊。她通知了家人，每个检测出有相同突变的人都按医生的建议摘除了甲状腺。除甲状腺切除术外，安多拉及其携带 RET 突变的家人都要接受嗜铬细胞瘤的检查，且每年都要对肾上腺素进行检测。她们还需要每年都进行血液中钙含量的检测，以筛查是否患有甲状旁腺肿瘤。更为难办的是，安多拉和她的丈夫有个 1 岁的儿子。我们通常不会检测儿童的基因突变，因为大多数突变并不会增加儿童患癌症风险。一般儿童会等到 18 岁才进行检测。但 RET 突变是其中的例外，因为安多拉携带的突变可能会导致儿童甲状腺癌。如果安多拉的儿子突变被检测为阳性，则需要在他 5 岁的时候摘除甲状腺。在他现在这个年纪，患嗜铬细胞瘤的风险很低，得等他到了 18 岁才能检测尿液中的肾上腺素水平。对于父母来说，这种突变所带来的震撼实在让人感觉信息量有点大。

不过，对安多拉而言这可是一个好消息。甲状腺产生甲状腺激素，控制身体的新陈代谢。如果甲状腺激素不足，人就会感到疲倦和寒冷；当甲状腺激素过量时，人又会感到紧张不安，易兴奋、烦躁。甲状腺全部切除后，安多拉可用激素药物替代甲状腺功能，并且几乎能够完全控制症状。大多数甲状腺切除术患者惊讶地发现，在使用药物之后，感觉和手术前基本一样，只是在运动时会更易感到燥热，在休息下来后会更易感到冷。这是因为甲状腺药物会保持激素在血液中的含量不变，而真正的甲状腺则能根据环境进行即时调节。尽管有些患者不会感到像以前一样自然，而且还会饱受疲劳、体重增加、抑郁和其他副作用的折磨，但绝大多数（95%）接受甲状腺激素替代治疗的人完全不会出现，或仅出现轻微的副作用。那些感觉不适的人有时可通过改用一种由动物甲状腺制成的天然冻干药物（猪、牛或两者的混合物）来寻求解决。甲状腺切除术是一种损伤性手术，但安多拉已做好接受的准备。

有些人在犹豫的同时还会面临其他方面的损失。我们的一个BRCA1患者将近35岁，乳腺癌和卵巢癌的风险很高。她还没准备好做手术，但在最近结婚了，并希望尽快能生孩子。她想采取一些措施来降低风险。我们建议她服用他莫昔芬，此药有助于高风险女性预防乳腺癌。不过他莫昔芬对生育能力有影响，所以即便选择这种非手术性操作，也有风险。但至少药物是可以随时停服的。这是一个折中的做法，但对她而言是比较合适的。她打算在年龄大些的时候再通过手术操作来进一步降低风险。

但是有一些损失并非那么明显，比如安全性、家人或朋友。在了解到自己具有突变之后，我实际上觉得与家人和朋友的关系变得更为亲近了。疾病让我们携手相伴、众志成城。但我担心事业发展会遭遇瓶颈。尽管我曾担任肿瘤科医生和科学家，但我很担心如果大家发现我携带有BRCA1突变，会觉得我非常脆弱，不再会考虑让我来担当重任。为了跟领导请假去做预防性手术，我给他写了一封电子邮件，以解释我的处境（我使用电子邮件，是为了让他有时间仔细研读，以便做出深思熟虑的回复）。他很快回信说想要知道我确切的请假日期，并让我填写一些书面信息。只有这些，全无多余的话。在邮件中，他并没有说与"我的天啊。我会想你的"或者"也许会是往后工作之中派得上用场的经历呢"类似的话。后来我意识到他正忙于处理手头的其他事情，我的遭遇对他而言未免显得太过微不足道了。尽管如此，我还是感觉有点受到了刺激。当我把领导的回复转告给肖恩时，他感同身受。那时，由于无法得到应有的回复，我们觉得有必要限制同事讨论此事（肖恩的实验室也在癌症中心，所以我们两个实验室的工作人员相互来往很多）。首先，我们一起确定了一个说法，肖恩把它发给了他的团队成员。上面是这样写的：

你们可能已经注意到我最近很忙碌，也非常疲惫。我认为有必要与你们分享一些私人的信息，因为我或许还会变得更加忙碌，并可能会在接下来几个月的会议中因此而分心。

有些人可能已经知道提奥在秋季时被诊断为黑色素瘤。幸亏我们发现得早，所有迹象均表明提奥在手术后已得到治愈。不过，由于提奥有明显的癌症家族史，我们最近正在寻求遗传咨询的帮助。我们被告知，提奥罹患某些其他癌症的可能性很高。因此，过去几周我们花了很多时间与医生和外科医生会面，讨论降低提奥患癌风险的预防性方法。提奥没有被诊断出患有任何新的癌症，她也不再危险，我们希望在未来几个月能够解决所有这些问题。但是，医学问题不仅复杂而且也往往影响人的情绪。所以，提奥和我都将全神贯注，想尽全力去解决这些问题。

这是个人私事，我相信你们是会理解的，也明白你们会尊重我们的隐私，对这些信息保密。我知道你们可能会感到担心，但请不要让我或提奥提供最新进展情况或任何附加信息，因为我们仍在试图搞清事实。

我在给自己同事所发的消息中也使用了类似的话语。能清楚地向大家解释所思所想（避免在实验室或诊所谈论我的手术），让我感到很高兴。我感到很惊讶，自己并不愿与同事讨论这些问题。隐私和保密之间肯定有区别。我并未试图对任何事情都保密，但我也不想花时间和每个同事都讨论详尽的细节。我希望每个有可能受到影响的人都能明白这一点，以避免这些事被演变为肥皂剧。

面临治疗的不确定性

有时医生可以完全确定一个人的风险水平和最佳治疗途径，但这种情况是很少见的。大多数时候，对于突变携带者的实际风险，仍存在很大的不确定性。这不仅取决于环境和家族史，也可能取决于其他尚未发现的突变，而这些尚未发现的突变可能会改变之前发现的突变所带来的风险。还有一些新发现的基因和突变也使癌症风险略高于正常值，但这些研究还没有经受过长期的考验，以至于我们无法知道患癌风险到底高多少。随着对人类遗传学了解的逐步深入，这些我们还并不太了解的"低风险"基因会成倍增加。

这意味着，当你选择如何管控风险的时候，你将不得不接受数据有限这一事实。你必须尽可能利用目前已知的事实，并做到极致。对某些人而言，这会引发高度焦虑。每每看到患者苦于不知该如何抉择时，我们都感同身受。对于他们怎样应对艰难的选择，我们也表示尊重。我深信他们会选择最适合的方案。咨询师和我同时也强调，做决策通常是一个过程，而非一件事，更非一日之功。

当患者把缺乏数据作为不做决策的借口时，我更为担心。"我姐姐只是患上了白血病，没什么大不了的。你说你并不确定我是否会患癌症，对吧？"他们会这样说，"那么，也就是说，我可能不会有事。这真是个好消息！谢谢你让我知道！再见！"当发生这种情况时，我和遗传顾问就会改变通常的做法，试图让患者变得更为焦虑，以便让他们更为了解目前的处境。我们希望他们出于对健康的考虑，尽可能审视事实并作出深思熟虑的决定。包括我在内的许多医疗专业人员经常会发现，患癌风险越低，患者就越容易感到焦虑。

当让我做决策的时候，多种高风险因素，包括恶性突变、明显的癌症家族史以及个人癌症病史（好在这只是一个"微不足道"的黑色素瘤）倒是帮了我大忙。我很清楚我需要行动起来。不过，我仍然面临不确定性。该怎么做最好？我是应该一并解决还是分批实施？我应该在哪里做手术？我应该预约技术最好的外科医生，还是最为人性化的外科医生呢？我应该做整形手术吗？

2010 年，英国医学杂志《柳叶刀》发表了一篇由乔治城大学家庭医学系教授卡洛琳·韦尔博瑞（Caroline Wellbery）撰写的关于医疗价值不确定性的文章。虽然有些人认为不确定性是一个亟待解决的问题，但韦尔博瑞指出，这种态度并不普遍。在艺术领域，意义不明是非常值得称道的，它表现出对我们所了解的事实和尚不了解的事实的尊重。它允许我们在不同的框架下进行尝试，以了解不同维度的情况。它让人怀揣希望。在学校的时候，我认识到意义不明在医学界其实是司空见惯的。唯一确定的便是……存在不确定性。这就是让医学和生活如此有趣的原因。从来没有正确答案。直面不确定性是有意义的，即便了解到突变所带来的严重后果，我的担忧之中还是夹杂着些许兴奋。

处理有分歧的信息

处理来自不同医务人员的不同建议会比"我们不知道"这种不确定的回答更令人沮丧。但是既然出现了不同的建议，你就得做好应对的准备。例如，我们的一位患者在妹妹罹患乳腺癌后进行了遗传咨询和基因检测，发现自己具有 BRCA2 突变。再加上家族史，我们估计她在有生之年罹患乳腺癌的风险约为 43%，罹患卵巢癌的风险是 20%。她咨询了一位妇科肿瘤医生，医生建议她摘除卵巢但保留子宫。她到第二位肿瘤专家那里再次寻求建议，医生建议同时摘除卵巢和子宫。她想知道究竟哪个医生说得是对的。

你经常听到人们说医学是一门艺术，而不是科学，的确如此。

有时并无对错之分。以这位患者为例，第一位医生可能一直在想"嗯，手术的副作用是可能使患者患上抑郁症。这位患者有抑郁症病史，病情严重且持久。子宫切除术是没有必要的，所以我们就没让切。"而第二位医生却在想"两种手术都做了吧，这样可以防止她患癌症。尽管与普通人相比，她患子宫内膜癌的风险并没有高太多，但还是不要冒这个风险了。"不断垂询并让医生阐明理由，这样也许会让你自己的选择变得容易起来。你也可以再去询问第三、第四或第五个人的意见，看看是否可以得到更多的信息。

对难分伯仲的情况进行选择

我刚才谈到了在医生意见不一致的情况下会发生什么，但是当你的医生给了你选择时又会发生什么呢？你可能会面临两种或两种以上的风险管控选择，且每种选择都非常合适。在采用标准的乳房X线检查时，医生可能会解释说还有其他选择。美国癌症协会目前建议所有女性从40岁开始每年筛查一次。而美国预防服务工作组建议有常规风险的女性从50岁开始筛查，之后每隔一年筛查一次。一个40多岁的有常规风险的女性可以遵照上述任一建议进行选择，均是合理的。如果遵循美国癌症协会的建议，你就需要多去医生那儿几次，并且可能会经历不必要的活检，但更为积极的筛查会让你更为心安。如果遵循预防服务工作组的指导方针，你的就医次数会减少，误报风险也会降低，但罕见的癌症可能被漏报。当不同选择的优缺点大致相当时，你有机会更多地了解自己。你是否觉得心安更重要呢？不必要的活检会给你带来怎样的压力呢？我自己做了一些权衡。

平行选项示例 1：是否做乳房整形手术。有些女性说整形手术会产生积极的情感效应。但对于其他人来说，整形意味着要做更多的手术，面对更多琐碎的事情。我采访了几位乳房外科医生，其中有一位在谈话中顺带提到放置植入物比做假体更为方便。假体要么贴在胸壁上，要么贴在特殊胸罩边上。那一刻，我意识到我对方便性要求很高。刹那间，决策不再艰难，我更倾向于放置植入物。但许多女性选择平胸生活。我们的一位患者是位忙碌的首席执行官，她既不希望术后需要太长的恢复时间，也不愿意为此等一个更为合适的整形外科医生。她还不想有感染、整形失败或做更多手术的风险。而且她还说将来还可能随时改变主意。

平行选项示例 2：外科医生 X 与外科医生 Y。一旦决定做整形手术，我必须自己来决定用哪位外科医生。我努力做了调查，同各位外科医生先前的患者们都进行过交谈，我还索要了手术前后的照片。我向医生询问了我和肖恩所列举的全部技术问题。两位外科医生都表现出色。但是一位外科医生以谨慎而保守的方式描述了这个过程，而另一位却更为自信，但并没有解释其中的细节。在我选择第一位医生时，我有了另一番感悟：我本质上也许是个盲目乐观的人，但我喜欢谨慎的医生。

在面对多个效果类似的选择时，你可以更为清楚地了解你自己。我发现自己是更看重方便性，也倾向于选择保守的医疗手段。

而且在手术后的几年里，我还意识到我是追求运动、爱、和平，以及坚持做自己的人。我有时依旧在努力的工作，直到筋疲力尽。凡事亲力亲为，即便根本不用那么拼。毫无疑问，我有我自己的价值观。艰难的选择并非只是造就痛苦和恐惧的源泉，也是我们庆幸能够以美好而有趣的方式解决问题的机会。

管控外部压力

当你试图做最恰当的决定时，来自他人的压力（总的来说，无论是朋友、家人还是社会）都会造成很多麻烦。我们从患者那里听到的一个常见的抱怨是，当他们开始采取措施控制遗传性癌症风险时，其家人就会变得焦躁不安。这些家人既不去想，也不去谈论癌症，更不会承认系谱中有癌症基因。他们会试图让患者感到内疚，并哭着说患者是在"挑事儿"。但挑事儿并非坏事，这才是家族能够长久保持健康的原因。否则，事情就会被晾在一边，不受重视。不要感到有压力，告诉自己轮到你出马了。

我见过一些女性，她们的丈夫反对做乳房切除手术，这纯粹是出于自私的想法。他们不希望妻子的容貌发生改变。我们到底需不需要作出改变呢？如果有人强迫你做出对健康有害的选择，那么是时候该重新考虑是否应改变你们之间的关系了。但是一些配偶、朋友和兄弟姐妹反对预防性手术，是因为他们不了解背后的逻辑，或者他们无法理解统计数据。他们想知道，为何尚未诊断为癌症，却要去做大手术？这些人是在关心你。对他们而言，做手术是一种极端行为，不太必要。

还是与他们谈谈你内心的想法吧。如果他们情绪激动，请通过电子邮件发送信息给他们，还可以让医生发送可供参考的链接或附件。让他们有充足的时间进行思考，去理解你。不要让他们的无知左右你的决定。

化解决策纷争的工具

出于上述原因，你可能会感到很难作出决策。倒是有几种方法可以用来帮助化解纷争，并让你自信地作出决策。

学会接受不完美的选择和结果

因为不知道未来会怎样，你很少会感到能作出一个完美的选择。如果你能够适应这种不完美，你将能作出更好的选择。当我不得不作出风险管控决策时，我已经积累了一些进行不完美选择的经验。

当我还只有十几岁的时候，我用小提琴之类的东西来帮助自己平抚心情。我想成为一个音乐会上的小提琴手，为此我甚至还加入了哥哥托尼（Tony）的乐队，要知道他可是印第安纳大学音乐学院表演专业的高材生。多年以来，我倾注了大量的心血来练习小提琴，还学习了音乐理论和历史，并旁听了一些高中函授课程。我喜欢学习音乐的生活，但随着时间的推移，托尼[和我们的一位同学约书亚·贝尔（Joshua Bell）]很明显开始步入正轨，而我的音乐生涯却前途渺茫。托尼在莫斯科著名的国际柴可夫斯基比赛中获得了一枚铜牌，之后他回到印第安纳州，并在答谢演奏会上赢得了听众一波又一波地起立鼓掌致敬。我为托尼感到高兴，但我意识到自己必须作出艰难的决定。我知道，即便我坚持学小提琴，也永远没法成为像他那样的音乐家。而如果我放弃了小提琴，我的音乐生涯会就此结束。

最终，我完全放弃了音乐。我不知道如果继续坚持将会怎样，但我知道的是，我不想成为一个平庸的音乐家。我离开了学校，回到了卡拉马祖的家，想办法在卡拉马祖公共图书馆当了一位普通职员。因为放弃了小提琴的学习，我感到遗憾，但很快又重整旗鼓。这是我第一次对不确定性产生了好感。作出这样一个不完美的选择让我感到振奋。当我想通下一步该做什么的时候，我告诉自己要"过好每一天"。

你可能不得不在生活中作出一些不完美的决定。你可能会对自己的处事方式感到满意。你现在可能需要做个决定，看看你是愿意与风险为伴，还是愿意做预防性手术。你可能需要在立刻做手术（此时可能会破坏你的生活计划）和晚些再做手术（在此期间你有患癌的可能）之间作出选择。这两种选择都不是完美的，但承认不完美可以让你有信心衡量你对于医疗手段作出的选择和决定。

了解你的感知缺陷

了解自己的局限性可以帮你作出决策。你需要了解自己经常会犯什么样的错误，容易被哪些问题所蒙蔽。例如，我是一个乐观主义者，有时甚至还十分极端。当我考虑摘除子宫的时候，我仔细地审视着家谱，想了解风险情况。我看到了格莱美的子宫内膜癌。于是我对自己说："哦，那没什么！我确信我不会得这种病。"我的推理让我想起一位患者，他告诉我们的一位遗传咨询师说他的亲戚患有"一大把癌症"，但没有什么可担心的！

我总是很乐观，有时候甚至是太过乐观了。所以我也强迫自己与像肖恩这样的人进行交流，因为肖恩可以评估情况并立即列出所有可能的差错。他会帮我权衡利弊，会提醒我问一问与皮瓣重建（通常需要从腹部取组织并用它来重建乳房）相比，植入整形的平均恢复时间是多少？乳腺癌或卵巢癌即将发病的概率是多少？如果马上就会发病的话，下一步计划是什么？

需要说明的是，我的决定还是不够痛快。我决定不摘除子宫，并且也切身体会了这个决定所带来的不利影响。在手术切除乳房和卵巢后的几年里，我的几次子宫内膜活检均显示有异常细胞，而这些细胞有可能升级成癌症，我这才终于同意让妇科医生把子宫摘除掉。我早就应该摘除子宫的。由于格莱美（或许伊维姑妈也是如此）患有子宫内膜癌，所以我没有理由拿生命开玩笑。

只做重要的决定

作出重大抉择可能会让人筋疲力尽。集中你的精力，为那些真正重要的事作出决策。在决策时要反复思量，让别人来决定晚饭吃什么吧。如果每天都穿老一套的工作服能让你感觉轻松些，那就不要浪费时间考虑每天应该穿什么。继续使用目前的电话套餐吧，即使有家新公司告诉你另一个套餐更划算。这样，你才能集中精力面对真正重大的决策。

为复杂决策创造条件

在 1995 年发表于《美国医学协会杂志》(*Journal of the American Medical Association*)的一项研究中，唐纳德·雷德梅尔（Donald Redelmeier）博士和心理学家埃尔德·沙菲尔（Eldar Shafir）向一群骨科医生介绍了一个关于老年农民的案例研究。农民的右臀的痛点出现进一步的恶化。调查人员请医生们把自己想象成是这位农民的医生，并告诉他们："你已经对该患者用了好几次抗炎药，并且由于抗药性等原因不再使用抗炎药。你决定让他……进行髋关节置换手术。"

对一半的医生，调查人员补充说："不过，在把他送走之前，你要检查药物处方，若发现有一种药物（布洛芬）没有试过，你会怎么做？"大多数医生表示他们会坚持手术并首先尝试更为常规的布洛芬。

对于另一半医生，调查人员所说的是："不过，在把他送走之前，你检查药物处方后发现有两种药物（布洛芬和吡罗昔康）没有试过，你会怎么做？"

第二组面临着更为复杂的抉择。这些医生必须决定是否坚持手术，以及使用哪种药物。医生是怎么选的呢？第二组中的大多数医生倾向于坚持手术。其实医生已在潜意识里对复杂的决策进行回避。

　　风险管控决策有一个复杂而快速的方法。你想要完整还是部分地切除结肠？你还想做子宫切除手术吗？是一起做还是分开做？由于我们的新医院即将完工，你希望推迟手术直至医院建好吗？你想一开始便在你的健康储蓄账户中存好钱吗？当你的脖子上有怪痣的时候，你不想同时也把它处理一下吗？你家 5 英里①范围内有 3 名皮肤科医生，你想看哪一个？

　　以上这个研究表明，当人们面临复杂决策时，默认的是最简单的那个选择。不要让这种事情发生在你身上，也不要迫于压力而立刻作出决定。你往往可以对医生（或者一个正在迫使你立刻作决定的合作伙伴、家长或朋友）说："我知道我得作出一些决策，不过我需要多一些时间来进行思考。我可以晚些时候再回答你的问题吗？"不要纠结，将问题分门别类（本章后面部分将介绍这一过程）。对每个问题应尽量分别作出决策。

　　你也可以慢慢来，让事情变得不那么复杂。我们的一位患者知道她有林奇综合征家族史，但是在考虑是否对这一特定突变进行检测，是否做肠镜筛查和预防性手术时，她的大脑一片空白。过多的可能和选择使她不知所措。但最终，她决定只做一件事：结肠镜检

———————————————
① 1 英里 = 1.609 千米。

查。检查结果发现了一大块息肉，但谢天谢地，并没有完全显示出有林奇综合征的发病征兆。既然迈出了这一步，她决定也做一下突变检测。结果显示为阳性。现在她正在考虑做手术，以防患有与该综合征相关的子宫内膜癌和卵巢癌。有些人可能会说她的动作太过迟缓了。或许的确如此。但她稳扎稳打，步步为营，这总比停步不前要强吧。

让你的选择具体化

要理解你所面临的选择，应该尽可能使它们具体化。当我决定进行乳房整形手术时，医生给我看了一本书，其中展示了手术前后的对照图片。我能够看到效果，发现术后乳房也许会比我原本的样子更好（我们当中又有谁能拥有一对完美的乳房呢？）。我还询问了植入物和皮瓣手术之间在外观和生理上具体有何差异。皮瓣手术是使用来自腹部的组织或其他供体部位（例如背部或臀部）来重塑乳房的。横腹直肌肌皮瓣（transverse rectus abdominis myocutaneous，TRAM）手术可导致胃肌无力，这对喜欢运动的女性而言或许是个致命伤。我不想失去有朝一日在世界女子高尔夫职业巡回赛打球的梦想！

以下是使选项具体化的其他方法：

• 如果选择做手术，请咨询你的外科医生及护士，询问有关手术、愈合和后遗症的相关细节。

- 要求与其他有相同遭遇的患者进行交谈，问他们同样的问题：生活有了哪些改变？

- 详细了解如果不做手术会怎样。如果选择筛查或其他措施，又会有怎样的风险？早期通过筛查发现癌症的可能性有多大？成功治疗后呢？治疗会是什么样的？

- 想象一下不进行手术和手术后的生活，你感觉如何？你的生活有什么不同？如果用频繁的筛查来取代手术，你是否会有焦虑感（在拿到检测结果之前常会感到恐惧）？如果筛查后有所发现，需要做活检，你会如何反应？你会后悔没有做手术吗？

- 想象一下如果你活得更为长久，将会有哪些美好的事情发生。用这一角度看未来，会影响你的决定吗？

把你的选择分类

为了使你的决定更明确，请分门别类，安然处之。这样，你每次只做一个决定，而不是思来想去、没完没了。我发现对于正在考虑的每项手术，有以下几类问题：

是否接受手术。我对此问题反应强烈。当涉及乳房切除术和卵巢切除术时，我知道我不想像比伊一样，年纪轻轻便罹患浸润性乳腺癌。其他人的反应或许不会那么强烈，并且可能会要求通过 X 线和 MRI 对乳房做更多检查，或增加一个他莫昔芬疗程。但正如我上面所提到的，在考虑是否摘除子宫的时候，我选择了放弃。正如我同时提到的，我最终还是改变了这一决策。你的年龄也可能左右着决策。有突变的年轻人在有生活伴侣的时候，首先想到的可能是先进行密切观察，从而决定是否要生孩子。对于年轻女性来说，这些决策可能相当复杂。例如，假设一个患者在 20 岁时发现她携带有 BRCA1 突变。她发现自己处于不纯粹的两性关系之中，因为她下意识地想尽快结婚生子。她想要孩子的愿望和她在 35 岁之前摘除卵巢的需求彼此矛盾，会有令人困扰不已的问题出现。手术创伤会妨碍约会吗？什么时候把突变情况告诉男朋友？当他发现了这一事实还会和你在一起吗？

在何处进行手术。我在安阿伯与波士顿之间进行选择，因为我曾在这两个地方都实习和居住过。我最后选择了波士顿，主要是出于隐私考虑，因为密友住在那里。在波士顿的医院之间进行选择时，无须考虑：我当然是去布里格姆妇女医院，在那里我曾作为外科医生经受过锻炼。

何时进行手术。我是应该立刻就去，还是推迟一段时间，等到方便的时候再去？对我而言，这很简单：我希望尽快手术。我不想在等待的时候患癌。其他人可能想要等等，先观察几年再说，他们已对自己携带癌症基因的事实习以为常。

由谁来做手术。我通过电话采访了几位医生，然后根据他们的时间安排和技艺水平进行选择。其他人可能只根据技艺水平来选择外科医生，并不在意多花时间等待。

如何进行手术。我应该同时做乳房切除术和卵巢切除术，还是分两次做？我选择分两次做，是想避免过长的麻醉时间。其他人可能会倾向于一并解决（像拿掉创可贴一样），而不是慢慢地去除。

当然，你会有自己喜爱的方式。需要通过你自己的思维方式来进行选择，而不是依赖于你的医生或伴侣。

可以赌一把

即使医疗决策非常重要，也可以赌一把——让你信任的人来做决策。是的，这意味着这个决策不再是你自己的。是的，这个决策可能会是错误的。但如果你已筋疲力尽，需要交出选择权，你不该为此而感到内疚。我在哈佛大学时的老导师给肖恩和我发了一封关于手术前冷冻卵子的电子邮件，收到邮件后，我决定把这件事的决定权交给肖恩。我不太确定应该如何，而且也感到疲倦，但对于肖恩来说，这个决定毫不费力。我们过得很充实。他愿意为我们作出抉择，并为此承担责任，这让我感到欣慰。我不必亲自作出所有艰难的决定。

我不是没有后悔过。后来，我发现自己被无法生育这件事困扰了很久。这不完全合乎逻辑。我的工作很有意义且让人劳神费力，我还需要投入精力组建一个虽令人满意但还很新的家庭。能应付更多的孩子只是我不切实际的一个幻想。尽管如此，我花了很多时间

163

进行冥想，试图从悲伤中走出来，但并不太成功。直到女儿们成为青少年的时候，我才终于摆脱了恐惧。她们更加独立，我开始可以把更多的时间倾注在工作上面，这让我很开心。我对拥有更多孩子的渴望也随之消失了。

如果能回到过去，我是否会选择冷冻卵子呢？也许会吧，但没有完美的人。选择之所以困难，是因为没有所谓正确的答案。在本章前面，我说过，艰难的选择让你有机会了解自己、定义自己。除此之外，我了解到自己可能已经黔驴技穷了——我发觉自己无法作出更多的决定。发生这种情况的时候，我很高兴能让肖恩介入并为我作出决策。我还是我。

靶向治疗癌症:
现实、神话、可能性

19 世纪后期,两个阿巴拉契亚家族卷入了一系列旷日持久的氏族仇杀,其中充满了持刀火拼、全民枪战和灭绝性屠杀的场景。这两个家族——哈特菲尔德(Hatfield)和麦考伊(McCoy)可以说是臭名昭著,成为旧时暴力的代名词。不过,让我们从癌症靶向治疗这个全新视角,去看待其中的麦考伊家族吧。

从 1964 年到 1994 年,弗吉尼亚大学夏洛茨维尔研究中心的研究人员跟踪研究了麦考伊家族的四代人,发现了不同寻常,甚至是令人啧啧称奇的事情。该家族中有超过 17 名成员罹患有嗜铬细胞瘤(一种非常罕见的肾上腺肿瘤,格鲁普和安多拉女士都患有此病)。更为值得关注的是,每个患有此肿瘤的麦考伊人在 VHL 基因上均有突变,他们被诊断为希佩尔-林道综合征。有这种遗传性癌症综合征的人更易患上嗜铬细胞瘤、肾癌,以及眼睛和神经系统的血管性肿瘤。

研究人员在 1998 年公布了该家族的遗传信息,为保护其隐私,称其为"McC 亲族"。 2007 年，麦科伊家族成员将他们的故事公诸于众，并向新闻界表示，这样可以让远亲了解到他们具有希佩尔 - 林道综合征的患病风险，并接受可能挽救他们生命的筛查。随着故事逐渐传开，历史学家们开始兴奋起来。为什么会出现这种现象呢？因为嗜铬细胞瘤可以导致行为异常，包括肾上腺素引发的攻击性——这是好斗家族的特征。在手术切除嗜铬细胞瘤后，患者的性情可以恢复正常（手术还可以防止肿瘤导致的卒中甚至死亡）。如果 19 世纪的麦考伊人可以筛查 VHL 突变并进行治疗，他们的故事会变成什么样呢？他们还会一言不合就兵戎相见吗？他们能和哈特菲尔德人和平共处吗？这些都是有可能的。想想也是有趣。

如今，VHL 突变者可以接受一种全新的治疗方案。对于晚期肾癌患者，可以服用专门针对其癌症分子异常的药物，包括名字不那么好念的舒尼替尼（商品名为 Sutent）或索拉非尼（多吉美）。药物本身并不能治愈癌症，但有时可把癌症降级为类似慢性病那样易于处理的疾病。

舒尼替尼和索拉非尼都是癌症分子靶向疗法的实例：这种疗法针对癌细胞赖以存活、生长和扩散的单个分子。然而，我们并不能在所有癌症中都找到特定的靶向分子。医生经常这样来解释癌症，"这不是一种，而是上百种疾病"。我也经常这样说。但是现在看起来，癌症难以根治的原因是每个人的癌症都有些许的不同。正如科学记者乔治·约翰逊（George Johnson）在他的书《癌症编年史》（*The Cancer Chronicles*）中所说的，癌症或许是数十万或者数百万种疾病。将来，在我们能够更好地解读基因数据之后，对每一种癌症的遗传学特征（包括基因遗传特征、家族史以及肿瘤本身的遗传变化）有所了解，将可能对癌症治疗有所帮助。

到此为止，我已经谈论过了利用遗传信息来降低患癌风险的方式方法。现在我要告诉你，如果得了癌症，遗传信息是如何影响治疗的。我将解释种系基因组（遗传自父母的基因）和肿瘤基因组（从父母那儿遗传得到的基因加上仅在癌细胞中额外存在的"体细胞"突变）中的突变是如何在治疗方案中派上用场的。总的来说，我会告诉你对于肿瘤分子靶向治疗和肿瘤相关免疫系统，我们目前已经有了多少了解。但在介绍的时候，我不会试图去讨论每种新的肿瘤药物及其使用的全部注意事项。

通过对正常细胞（通常是唾液或血液中的细胞）中的 DNA 进行测序，可以鉴定从父母那儿遗传得来的种系突变。这将确定癌症基因（如 VHL 和 BRCA 基因）中的突变。有时这些突变的鉴定会影响癌症治疗，有时则不会。通常，对种系 DNA 进行测序不是为了指导癌症治疗，而是为了评估你是否携带有癌症基因。正如我们所讨论的那样，要制定预防性的策略。

相反，癌细胞中存在的体细胞突变，只能在检测到肿瘤后通过对癌细胞中的 DNA 进行测序来鉴定。这样做是为了鉴定具体的致癌突变。通过对癌细胞进行测序，我们就有希望发现针对某些突变的靶向治疗方法。这可以帮助医生制定治疗方案，追踪患者身上某种特定的致癌分子。不幸的是，我们的靶向治疗手段仍然有限——

我们还是没有太多针对癌症基因的药物。因此，虽然人们在不断对癌症进行测序，并希望能由此对临床应用（具有不同突变组合的癌症表征是不一样的，也会对不同类型的治疗作出不同的反应）有所指导，但患者还需要足够"幸运"，才能找到针对他自己突变的靶向治疗。

为什么说无论患者是否有癌症基因，遗传信息都十分有用呢？看看麦考伊家族就知道了，这是一个特别重要的典型范例。在种系基因组中有了遗传突变，例如麦考伊人的 VHL 突变，并不意味着那些患者所罹患的肾癌不同于没有遗传突变患者的肾癌，这只是说明患者会比没有遗传突变的人更早和更容易罹患这种癌症。种系基因组突变无疑可以为某些癌症的治疗提供指导。然而，更为常见的是，肿瘤基因组中的额外突变，及其在肿瘤细胞中导致的分子改变，可以为靶向治疗提供指导。在这里，我将帮你了解所谓的靶向个性化治疗的相关研究（包括激素疗法与被称为激酶抑制剂和 PARP 抑制剂的疗法），并谈及免疫疗法的最新进展。最为重要的是，我会帮你去伪存真。

什么是靶向治疗？

靶向治疗的目的是在副作用较小的情况下根除癌细胞。当我成为一名肿瘤学家时，有一位临床老师让我们把癌症想象成在院子里生根发芽的蒲公英（他对患者说了同样的话，不过患者或许不会像我们那样对此有深刻的理解）。传统的癌症疗法试图切断 / 挖掉（手术）、烧毁（辐射）或毒杀（化疗）蒲公英（癌症）。切、烧、毒——听起来像是一部恐怖电影。像恐怖片里面的那些动作一样，这些疗法也很残酷。正如切断、烧毁或毒杀蒲公英时会不可避免地伤害院子里的草地一样，接受手术、放射或化疗也会损伤癌症周围的正常细胞。尽管手术、放疗和化疗可以达到目的，但在许多癌症治疗过程中，效果往往不够好。靶向治疗试图解决这些问题。有时候，癌细胞对某种特定蛋白的需求比正常细胞多。通过施用抑制这种蛋白质合成的药物，分子靶向治疗可歼灭癌细胞而不杀死正常细胞。理论上，靶向治疗只会杀死蒲公英（或者阻止它们繁殖），而院子里的其他花花草草则能够四季常绿、枝繁叶茂。

以化学疗法（化疗）为例。化学疗法之所以起作用，主要是因为击中了快速分裂的细胞。但仍存在一些问题：并非所有快速分裂的细胞都是癌细胞，有些高度再生组织中的正常细胞（例如肠道内衬、血液形成系统以及毛囊中的细胞）也会快速分裂，以替代旧有的细胞。这就是人们在化疗期间通常会掉头发，并且需要仔细监测血细胞数量的原因。并非所有癌细胞分裂都很快，有些分裂较慢的癌细胞能够在化疗后存活下来。相对而言，靶向治疗主要是抑制细胞内的特定蛋白质合成。通常，这些突变蛋白仅存于癌细胞中。因此，分子靶向疗法能够在杀死癌细胞的同时，对正常细胞产生较小的副作用。

人们在谈论靶向治疗时，经常会提到"个性化医疗"或"精准医学"这样的词汇。医生接受培训，目的就是能给患者进行个性化癌症治疗。例如，他们能够安排适当治疗时间，以便患者可以精力充沛地参加像婚礼那样的特殊活动。当患者出现严重的治疗副作用时，好医生能够采取其他治疗方法以减少不良反应。

然而，"个性化医疗"不仅指的是手术或放射疗法，也可指靶向治疗。这种疗法以研究患者癌细胞中特定分子的特征为基础。这种特定分子就像是一把锁，而个性化或靶向疗法就像是为这把锁特制的钥匙。这是足以使癌细胞致命的弱点，因为理论上来说，这种治疗方法只攻击癌细胞中的突变蛋白（由肿瘤测序鉴定出的体细胞突变），只会杀死癌细胞，而正常细胞则会安然无恙。在实际应用过程中，情况往往更为复杂。因为，即便是靶向治疗，对正常组织也是有一定的毒性的，这是由于靶向治疗不时会出现"脱靶"效应，会结合并抑制不该结合的物质。

已在多种癌症中发现有这样的"锁"和"钥匙"。慢性粒细胞白血病（chronic myelogenous leukemia，CML）是最为著名的一个例子。CML 这种类型的白血病主要出现在没有罹患遗传性癌症综合征的患者身上，不过患有李 - 佛美尼综合征（TP53 突变）的患者是个例外。卡里姆·阿布杜尔 - 贾巴尔（Kareem Abdul-Jabbar）是位罹患 CML 的患者，他没有遗传性癌症基因，但自 2008 年以来他就患有这种白血病。只有当肿瘤细胞中存在的被称为 BCR-ABL 的突变激酶时，才会引发这种疾病。激酶是一种在细胞内部发送信号的酶。BCR-ABL 激酶的存在表明骨髓细胞在不该增殖的时候增殖了。通常，BCR 和 ABL 是由不同基因编码的不同蛋白质，但是癌细胞基因组中的突变可产生具有杂合 BCR-ABL 基因的细胞，从而产生具有额外激酶活性的问题蛋白。由于这种突变蛋白在正常细胞中并不存在，并且是癌细胞所必需的，故抑制 BCR-ABL 的特异性药物原则上仅对癌细胞起作用。

　　下面谈谈能够与 BCR-ABL 结合，并抑制其激酶活性的药物伊马替尼（格列卫）。由于大多数癌细胞在没有 BCR-ABL 信号的情况下无法生存，伊马替尼能杀死绝大多数的白血病细胞，且对正常细胞几无副作用。阿布杜尔 - 贾巴尔自 2008 年被确诊后一直在服用伊马替尼。虽然并未痊愈，但 2011 年时他已在网上声称"病情很轻"。2014 年 8 月，在接受《大观杂志》（*Parade*）采访时，他仍表示自己依旧健康："我服用药物，并告诉所有人我的病情已经得到了很好的控制。"这不仅对阿布杜尔 - 贾巴尔及其家人朋友是一种福音，对我们所有人而言都是一种福音。他用自己的声望和经验支持了癌症研究。

　　虽然治疗可使患者恢复健康，但无法治愈白血病，因为有些白血病细胞仍能存活下来。这意味着尽管已经恢复元气，但在像阿布杜尔 - 贾巴尔这样的患者体内仍潜藏有白血病细胞，一旦停止服用伊马替尼，白血病马上会卷土重来。因此，要想抑制白血病的发生发展，患者必须长期服用伊马替尼。就像艾滋病患者得长期服用抗病毒药物才能抑制住人类免疫缺陷病毒（human immunodeficiency virus，HIV）复制那样。对于有的患者，伊马替尼只在短期内有效，在癌细胞中 BCR-ABL 与其他体细胞突变结合，便不再与药物相互作用。幸运的是，当发生这种情况时还可以使用其他药物。这些药物把原本需要骨髓移植才能救命的 CML 转变为慢性疾病，这在某些方面跟通过胰岛素将糖尿病转化为慢性疾病相比可谓是异曲同工。多年来许多（并非全部）患者都可以在患有 CML 和糖尿病的同时健康生活，且改善余地还是很大的。医学科学家们仍在寻求根治 CML 和糖尿病的方法。正如你所看到的，有理由对靶向疗法的未来怀揣希望，但此路并非坦途，不是朝夕可成。

癌症靶向治疗可以分为三大类。第一类是激素疗法，如针对乳腺癌的他莫昔芬或针对前列腺癌的抗雄激素。第二类是小分子抑制剂，它们可以潜入癌细胞，与细胞内的特定靶蛋白结合，使之失活。通常，这些药物抑制某些蛋白的酶活性（例如激酶活性或 DNA 修复活性），而这些酶活性是癌细胞生存所必需的。识别这些药物的通用名并非难事：它们通常以 "-ib" 结尾，即 "抑制剂"（inhibitor）的第二个音节。卡里姆·阿布杜尔 - 贾巴尔所服用的药物伊马替尼（Imatinib）就是一个例子。除了激素疗法和小分子酶抑制剂之外，第三类主要的靶向药物是治疗性单克隆抗体，简称 "-mabs"。这些抗体针对的是癌细胞或免疫细胞表面上的特定蛋白。

激 素 疗 法

他莫昔芬是首个靶向癌症治疗药物，这是一个了解分子靶向治疗是如何确定癌症 "靶心" 的极好例子。同时它也很好地说明了为何治愈癌症是如此困难。你可以给患者进行靶向治疗，但有时靶子会发生变化。

在 20 世纪 70 年代和 80 年代，乳腺癌研究受益于一项新的发现：并非所有的乳腺癌都是相同的。一些乳腺肿瘤有雌激素受体（estrogen receptor，ER），这表明癌症会受到雌激素的影响。当雌激素与癌细胞内的 ER 结合时，受体变为开启模式，从而激活了促使细胞增殖的基因。他莫昔芬通过与 ER 的结合，阻断了该受体与雌激素的结合，从而阻止了激活该基因的过程。雌激素本应与雌激素受体配对，而他莫昔芬通过抢占这一配对点位来使雌激素失活。对不起，雌激素，你不能待在这里！在乳腺癌细胞中，这会阻止 ER 的信号传导，使细胞丧失生存和增殖的能力。从多年的临床经验来看，我们现在知道，当 ER 阳性的癌症患者在手术切除原发性肿瘤并服用他莫昔芬后，癌症复发概率降低了 50%。1993 年格莱美被诊断患有乳腺癌时，他莫昔芬一直是治疗 ER 阳性乳腺癌妇女的标准方法。

格莱美天天服用他莫昔芬，坚持了 5 年。开始服用莫昔芬的乳腺癌患者（请注意，这是一种已被证明可将癌症复发率降低 50% 的药物）只有一半会坚持做这种治疗。一方面是因为他莫昔芬有副作用，一些患者觉得很难坚持下去。他莫昔芬不如化疗那般折磨人，但也绝不让人轻松。它会导致潮热、情绪波动，并且有时还会引发子宫内膜癌和血块。然而，通过手术、放疗和他莫昔芬治疗，格莱美的乳腺癌被彻底治愈了。

通过服用他莫昔芬，格莱美也可以远离乳腺癌的侵扰。我们在"当信息有限时该如何进行癌症风险管控"一章中提到的那位年轻的 BRCA1 突变患者，在决定是否进行以及何时进行预防性手术时，用于降低风险的药物就是他莫昔芬。当一位女性有癌症家族史或携带了癌症基因突变时，她罹患乳腺癌的风险较高。而通常他莫昔芬可以降低她在未来患癌的风险。这种说法是有数据支持的。肿瘤专家发现，在用他莫昔芬治疗乳腺肿瘤患者时，能坚持 5 年疗程的女性罹患乳腺癌的概率低于预期。这与格莱美的情况吻合。研究已证实他莫昔芬可降低高危患者的风险。可能是通过破坏癌细胞的生存和增殖能力，他莫昔芬避免了微小的癌前病变发展成为癌症。

激素疗法也可用于对抗其他癌症，特别是前列腺癌。但是患者可能会对激素疗法产生抗性。对于有些乳腺癌，他莫昔芬开始能起到作用，但癌细胞能逐渐学会在没有 ER 信号时仍增殖（或者 ER 逐渐变得不再与他莫昔芬结合），这样药物就不再能发挥作用。实际上，肿瘤存在相当大的特异性，在不同细胞中具有不同的突变组合。这导致了肿瘤内部的自然选择：当存在不利突变（对癌细胞而言）的癌细胞死掉之后，具备有利突变的细胞便会在竞争中胜出。这意味着当癌细胞受到强烈的选择压力（如药物治疗）时，对药物敏感的细胞就会死亡，而具有抗药性突变的细胞存活了下来，致使肿瘤重新滋长。随着这种选择的持续进行，"适应"药物的癌细胞变得越来越多。随着时间的推移，癌症会变得越来越具有攻击性，并且对药物也越来越不敏感。

对激素疗法的研究仍在继续，对其他靶向药物的研究也从未停止。当肿瘤对他莫昔芬等药物产生抗药性时，这些新的药物也许能够起到作用。氟维司群（Faslodex）会与 ER 结合并将其破坏。另一类被称为芳香酶抑制剂的药物，包括阿那曲唑（Arimidex）、来曲唑（Femara）和依西美坦（Aromasin）等，通过抑制芳香酶的产生来减少体内雌激素的含量。它的作用方式有点类似于手术切除卵巢，可以使乳腺癌细胞的雌激素丧失殆尽。

氟维司群和芳香酶抑制剂已经获得食品药品监督管理局（Food and Drug Administration，FDA）批准，可供患者使用。研究人员还在测试新药，此类新药能抑制抵抗激素疗法的酶或次级靶点。次级靶点是被称为磷脂酰肌醇 3- 激酶（PI3 激酶）的分子，它可以在癌细胞中发送替代雌激素受体蛋白所需的信号。通过阻断 PI3 激酶，我们希望能够智取癌症。我们需要更多的药物来阻止癌症的再生能力。未来，人们对癌症的了解将进一步加深，我们必须赶在癌症之前采取先其一步的行动。

激酶抑制剂

阿布杜尔 - 贾巴尔因白血病而服用的药物是一种小分子激酶抑制剂——伊马替尼。激酶通过对其他蛋白质进行化学修饰来发送细胞内的信号，从而改变其结构和功能。当格鲁普与肺癌作斗争时，他尝试了一种叫作吉非替尼（易瑞沙）的激酶抑制剂。结果只是让他在 83 岁时，得上了糟糕的痤疮。这成了他的笑谈，而我们都对药物没能起到作用而感到失望。

与此同时，我正在诊治一位乳腺癌患者，她的丈夫拉里（Larry）与格鲁普一样患有肺癌。拉里病得很重，都无法下床。他在接受了吉非替尼治疗之后，感觉好多了，甚至能在密歇根州的树林里花上几个小时，与他的儿子一起狩猎鹿。虽然未能痊愈，但他在这一年里病情得到控制，生活质量很高。为什么同一种药物对格鲁普没能起到相同的作用？我们曾认为这是由于格鲁普的运气不好。那时候，我们并不知道格鲁普和拉里所患的癌症是由不同突变引起的。拉里的突变对吉非替尼敏感，而不幸的是，格鲁普的突变对该药物并不敏感。

在我们了解到为何像拉里这样的一些肺癌患者能有如此难能可贵的控制期，而其他人却没有之前，吉非替尼已经上市了一段时间。它对由激酶 EGFR（也称为 HER1）突变造成的肿瘤有效。当拉里服用吉非替尼时，有突变的激酶受到抑制。肿瘤明显变小了，虽然没有完全消失。由于格鲁普的肿瘤没有 EGFR 突变，所以吉非替尼也就无法起到作用。

开发靶向药物时，首先是要在癌细胞中找到靶点，然后再针对此靶点进行开发。但通常很难完全解释为什么靶向药物只对某些癌症有效，而对其他癌症无效。通过多年的努力，我们能够更为精准地找到吉非替尼的靶标，只有这样我们才能做出有针对性的治疗。研究很少是一帆风顺的，对于创新过程中遇到的磕碰、巧合以及错误，我们必须给予宽容。

激酶抑制剂研究不仅限于肺癌和乳腺癌的靶向治疗。对慢性粒细胞白血病（CML）治疗有显著疗效的药物伊马替尼，便是这一类研究的产物。科学家们也在密切关注一个特别有趣的靶点，即血管内皮生长因子（vascular endothelial growth factor，VEGF）的受体。舒尼替尼和索拉非尼是用于治疗希佩尔 - 林道综合征患者（如麦考伊人）肾癌的 "-ib" 药物。对于未知的遗传性癌症，药物是通过抑制肿瘤细胞中的 VEGF 受体来起作用的。而一种名为凡德他尼（vandetanib）的多激酶抑制剂对罹患甲状腺髓样癌的患者可以起到作用。凡德他尼针对的是 VEGF 受体，以及那些在遗传性甲状腺髓样癌（由 RET 突变引起的）中过度活跃的激酶。

例如，我们的一名年轻患者最近被诊断出患有甲状腺髓样癌，后来我们发现她具有与安多拉女士类似的遗传性 RET 突变。虽然她和几个有 RET 突变的家人为了预防癌症而切除了甲状腺，但癌细胞仍残存在她的体内。这使她需要接受进一步的治疗。凡德他尼对她来说是一种治疗的选择。如果癌症复发，这种新疗法很可能使她活得更长更健康。

PARP 抑制剂

你体内每个细胞的 DNA 每天都会受到撞击，DNA 链上会出现小小的断裂。这些断裂导致了癌变。在 20 世纪 90 年代早期，科学家发现一种被称为多聚 ADP 核糖聚合酶（缩写为 PARP）的酶。这种酶能修复 DNA 链上出现的断裂，它工作起来就像是位电工在暴风雨后被叫去修复受损的电线。放射治疗就像是这样的一场风暴。放射疗法能击碎细胞的 DNA，从而杀死癌细胞。但不幸的是，强辐射同时也会将某些正常细胞（例如造血细胞和肠道内壁细胞）的 DNA 击碎，导致患者死亡。因此辐射的剂量不能过大。在这种情况下，虽然大部分癌细胞能够被杀死，但并非全部。在发现 PARP 的修复功能后，科学家们想到也许可以通过抑制 PARP 活性来阻止癌细胞 DNA 的修复，从而增加受损癌细胞的数量。

你可能也想知道 PARP 抑制剂（或辐射）是否也会阻止正常细胞修复 DNA，从而导致新的癌症发生。这是一个值得关注的问题，但正常的细胞具有某些备份的修复系统，这是癌细胞所缺乏的。我们也可以通过仔细控制剂量来减少由治疗而诱导产生的癌症。此外，PARP 抑制剂的作用机制就像柔道一样，可以利用引发突变这样的巧劲来优先杀死癌细胞。

例如，具有 BRCA 突变的肿瘤无法修复两条 DNA 链中发生的某些断裂。染色体中的每一部分都有两条彼此互补的 DNA 互补链。当突变仅影响单链时，损伤容易被修复，因为 DNA 可以从完整的互补链复制到正确的信息。而有些突变会同时影响两条链。这些所谓的双链断裂修复起来更为复杂，因为两条链上的信息都被破坏了。癌细胞通常不需要对很多双链断裂进行修复，因为 PARP 在进入双链断裂之前便修复了单链断裂。PARP 受到抑制后，肿瘤便失去了第一道防线。而具有 BRCA 突变的肿瘤没有第二道防线。因此，当用 PARP 抑制剂进行治疗时，癌细胞在经受辐照后无法自我修复，细胞会解体死亡。我们希望那些真正应该被杀死的癌细胞会感到绝望。其他具有 DNA 修复基因突变（如 PALB2 和 RAD51C 突变）的肿瘤可能会由于类似原因而对 PARP 抑制剂敏感。

虽然几种小分子 PARP 抑制剂的癌症药物正在开发和测试中，但从研发到临床的过程却是一路坎坷。举个例子：科学家们曾对一个名为伊尼帕利布（iniparib）的潜在 PARP 抑制剂很是看好，它在早期测试中表现突出，是明星药物。PARP 抑制剂最初的倡导者是卡罗尔·巴斯堡（Carol Basbaum）博士，她是位给人以希望的卵巢癌患者。巴斯堡有 BRCA1 基因突变，是一位在加利福尼亚大学旧金山分校被称作"黏液女王"的成功科学家。多年来，她带领实验室成员分析了肺部是如何保护人体安全的。在被诊断出卵巢癌后，她始终为伊尼帕利布进入临床试验而夜以继日地工作着。虽然巴斯堡在 PARP 抑制剂应用于人体测试之前便死于卵巢癌，但她为 PARP 抑制剂的发展打下了坚实的基石。

在进一步的临床试验中，赛诺菲公司对患者服用伊尼帕利布后的效果进行了测试。基于临床后期的测试结果，该公司宣称将停止对该药物的研究。这使许多研究人员也停止了对 PARP 抑制剂的研究。如果连最有希望的新药都不起作用，他们不禁要问，为何还要费力去研究其他的药物？该领域的进展暂时停滞下来。之后，赛诺菲的一些进行独立研究的科学家指出，在培养的细胞中，伊尼帕利布似乎并不是标准的 PARP 抑制剂。这一点很令人困惑。现在看来，伊尼帕利布仍然可能是一种有效的药物，因为有些患者能从实验中受益。它可能不是标准的 PARP 抑制剂，对赛诺菲最初测试的癌症可能不起作用。伊尼帕利布现在就像 2003 年的吉非替尼一样，是在寻找问题解决的潜在方案。

在去世前，巴斯堡与卵巢癌抗争了 5 年多，也对这种癌症进行了 5 年多的研究。她接受了常规的手术和化疗。连续的化学疗法一开始对她能起作用，不过后来就失效了。她如何能在忍受化疗并长期进行科学研究的同时，还一直控制着癌症，这仍是个谜。她对科学的热爱是否让她的免疫系统活跃起来了？我们永远不会知道。我们所知道的是，她没有用上这种有前途的"靶向"卵巢癌药物。当然，她尽力了。

她最终没能用上这种有前景的新药，直到 2014 年，巴斯堡死后将近 10 年，PARP 抑制剂研究才在临床上迈出了重要的一步。另一种 PARP 抑制剂奥拉帕尼（Olaparib，即 Lynparza）被 FDA 批准用于患有 BRCA 突变和晚期卵巢癌的患者。这是第一个被批准用于临床的 PARP 抑制剂，不过使用时会有一定限制。如果在测试的下一阶段（第三阶段，我将在本章后面定义阶段）中，这种药物没有表现出良好的结果，我们又会回到原点——市场上将不存在 PARP 抑制剂。这种结果并不会让人感到意外。有时二期试验看起来很有希望，但在之后的三期对照试验中，药物却未能显现出安全性或有效性。虽然这的确非常令人失望，但这就是残酷的现实。

奥拉帕尼也被认为是一种可能的癌症预防药物。与他莫昔芬相似，它可用于高危癌症患者，如 BRCA 突变患者。研究人员发现，PARP 抑制可以延缓 BRCA1 突变小鼠罹患乳腺癌。问题是，它只能延迟，不能阻止癌症的发生发展。此外，长期使用 PARP 抑制对正常组织可能造成的损害仍有待进一步的研究，在人体中模拟真实情况的试验仍然需要继续做下去。这些 PARP 抑制剂预防癌症的想法将随着时间的推移而被完善，并一再进行测试。在本章的后面，我将解释为什么披露测试过程非常重要，尽管这一过程慢得令人咋舌。

治疗性抗体

除了激素疗法和小分子抑制剂（如伊马替尼、吉非替尼和奥拉帕尼），第三类药物，即治疗性单克隆抗体（"-mabs"）主要作用于癌细胞表面的蛋白质。第一批激酶抑制剂中的一种——曲妥珠单抗（赫赛汀）就属于这一类。曲妥珠单抗主要作用于 HER2，它是一种在某些乳腺癌细胞表面大量存在的激酶。大约 20% 的乳腺癌病例是 HER2 阳性，这意味着肿瘤细胞已经复制了 HER2 基因，并使 HER2 这种激酶在癌细胞表面大量堆积（专业术语是"扩增"），导致蛋白质的水平很高。

曲妥珠单抗与化疗联合使用，在临床上显著改善了 HER2 阳性乳腺癌的预后效果。如果没有曲妥珠单抗，患者的 10 年生存率为 62%。当服用曲妥珠单抗后，10 年生存率高达 74%。曲妥珠单抗也可用于检测 HER2 阳性患者的转移性乳腺癌。尽管这种药无法为处于癌症晚期的患者提供治疗，但它可以延长患者的寿命并缓解症状。我们仍需要开发更多的新药，这些药能够更好地抑制 HER2，或者防止 HER2 产生抗药性。研究团队正在应对这些挑战。治疗性抗体是可以作用于任何细胞表面的任何分子的，不应与"免疫疗法"相混淆。

免 疫 疗 法

人体的免疫系统能杀灭细菌、抵抗感染，同时也可杀死癌细胞。免疫疗法旨在激活机体的免疫系统，从而更有效地摧毁癌细胞。然而，有些癌细胞能够通过获取遗传改变，使免疫细胞对它们视而不见，它们也可能会在表面发出一种信号，就好像是在说"亲爱的免疫细胞，请不要摧毁我"。免疫疗法的目标是防止免疫系统把癌细胞误以为是没有威胁的。

19 世纪末期以来，人们对免疫疗法已做过很多测试。那时候，外科医生威廉·科莱（William Coley）曾将细菌"科莱毒素"（Coley toxins）注入肿瘤，希望这样能引发杀死肿瘤细胞的炎症反应。回过头来看，我们很难对科莱的发现进行评价。他只对那些治疗效果好的肿瘤患者进行了报道，而科莱毒素在小型临床试验中却没有取得良好的疗效，随后便逐渐被人们抛弃在历史的尘埃之中。尽管科莱毒素被认为是当代免疫治疗的先驱，但现在我们对免疫系统的理解比那个时候要深入多了。人们正开发设计针对单个分子的免疫疗法，这些疗法有些是对免疫系统松开了刹车，而另一些则是加踩了油门。

我们先看看油门。这些药物被称为含 T 细胞的嵌合抗原受体（chimeric antigen receptor，CARs）。T 细胞上的抗原受体能识别攻击 T 细胞的外来细胞表面上的蛋白。当抗原受体与抗原（能被免疫系统识别的分子结构）结合时，T 细胞被激活，从而杀死携带抗原的细胞。当入侵者（癌细胞）进入警戒区域时，警报会被拉响，入侵者将受到守卫者（免疫细胞）的控制。你的体内有许多不同的 T 细胞，专门对抗不同种类的有害细胞。例如，一些 T 细胞杀死病毒感染的细胞，另一些杀死细菌感染的细胞。当有感染时，有受体的 T 细胞会多管齐下，对特定的病原体作出反应，并试图消灭它们。在出现感染之前，疫苗可激活和扩增对某些病原体特异的 T 细胞（如流感病毒），从而使免疫系统在受到感染时能发挥作用。

免疫系统通过识别自己（或非己）来发挥作用，攻击它所认为的来自外界的抗原。正常情况下，T 细胞被外来抗原激活，这使得它们可以攻击受病原体感染的细胞，而不会攻击正常细胞。癌细胞中的突变基因会产生突变蛋白（称为新抗原），这些突变蛋白对免疫系统而言就是外来之物。人们认为，免疫系统对异常细胞的监测，是我们能够免受癌症侵扰的重要原因。在癌细胞有机会繁殖之前，免疫系统会将它们扼杀在萌芽状态。但是一旦癌症避开了免疫系统，且有足够长的时间来形成肿瘤，治疗的时候就需要过度激活免疫系统，这样才有可能击败癌症。

CAR疗法的第一步是收集患者血液中的T细胞。之后，研究人员会给T细胞添加一个基因，这是能作用于癌细胞上特定新抗原的嵌合抗原受体（CAR）的基因。被修饰过的T细胞重新被注射回患者体内，使患者的免疫系统能更好地武装起来以对抗癌症。多年以来，通过这种方法来增强免疫力以对抗癌细胞的做法收效甚微。然而，最新的研究进展使这一领域倍受瞩目。

CAR-T细胞的临床试验最近取得了惊人的进展。例如，在《新英格兰医学杂志》（*New England Journal of Medicine*）上发表的一项研究显示，在急性淋巴细胞白血病中，30名患者中有27名在接受CAR-T细胞治疗后病情完全得到了缓解。就像杰克叔叔说的那样，这是一种"见鬼"的结果。正如你能想象的那样，公司都开始争着开发CAR疗法，大量的投资也涌入这一领域，以优化该疗法的安全性和有效性。人们希望这一疗法能够对其他癌症的治疗也起到良好的效果。

其他靶向免疫疗法通过松开免疫系统的刹车来起作用。这些刹车被称为"检查点蛋白"或"共受体"（因为它们与T细胞受体一起结合靶细胞以抑制T细胞过度活化）。它们可以防止T细胞用力过度，从而杀死正常细胞。免疫系统攻击正常组织被称为自身免疫，狼疮就是由自身免疫造成的疾病。在癌症治疗过程中，阻断"检查点蛋白"增加了T细胞破坏肿瘤细胞的能力。当然，一种潜在的副作用是自身免疫也增加了正常组织的损伤。如果身患绝症，大多数人还是愿意一试的。由于它们会对正常组织造成损伤，有些人无法接受这些疗法。但是，许多其他患者还是看到了长期显著的效果：不必经受炎症的折磨，肿瘤便逐渐缩小了。

作用于 T 细胞共同受体 CTLA-4 的药物是易普利姆玛（Yervoy），作用于另一种 T 细胞共同受体 PD-1 的药物是纳武单抗（nivolumab，即 Opdivo）。它们是治疗性抗体，属于第三类靶向抗癌药物，已被 FDA 批准用于黑色素瘤晚期，以及肾癌和肺癌检测的后期阶段。在开发的早期阶段，其他一些靶向免疫疗法也作用于 PD-1 或与之相关的分子。虽然这些作用于 T 细胞检查点的治疗可导致结肠炎、肾炎、肺炎和肝炎以及内分泌组织炎症，但在各种临床试验中这种疗法对癌症的治疗效果是很明显的，这使癌症研究界感到非常振奋。尽管如此，我们仍有很多工作要做，比如优化这些疗法在实践中的应用，最大限度地提高这些疗法的安全性和有效性，以及找出哪些患者最有可能从中受益。

联 合 疗 法

一个有趣的研究领域是综合使用各种靶向药物。例如激酶抑制剂加 PARP 抑制剂或靶向免疫疗法。联合疗法可能会使事情变得复杂。在罹患肾癌的患者中，我们可能会希望用舒尼替尼过度活化激酶，并使用伊匹木单抗(ipilimumab) 来使患者的 T 细胞发挥作用。我们理论上可以为患者提供一系列以不同方式实现相同目标的免疫疗法。早期实验已经测试了非常晚期黑色素瘤患者中免疫检查点抑制剂 [伊匹木单抗和尼沃单抗（nivolumab）] 的组合。基于史实，现阶段大多数黑色素瘤患者存活时间不会超过 6 个月。接受免疫治疗组合两年后，80% 的患者还活着。2015 年，一项比较先进的随机双盲研究比较了相同的两种药物组合与伊匹木单抗单独使用的情况，后续跟踪发现，伊匹木单抗和尼沃单抗确实有协同作用。其他更进一步的试验才刚刚开始，许多其他联合疗法也尚在研发之中。

靶向免疫疗法可是与放疗和化疗等标准疗法以及激酶或 PARP 抑制剂一起协同使用的好方法。所有这些治疗方法都可以杀死癌细胞，使更小的肿瘤暴露在免疫系统和免疫疗法面前。这就像进入战场：敌方士兵越少，你就越有可能获胜。当然，并非所有靶向疗法都能协同工作。有些组合甚至会导致患者出现不良反应，副作用变得更大了。每种组合都需要通过临床试验。正如你所看到的，有些被寄予厚望的特效药在临床试验方面的表现不尽如人意，或无效，或有极大的副作用。最终目的是找到新的药物，无论是单独使用还是联合使用，在术后都可以降低癌症复发的风险，并践行医生那"无害"的誓言。

如何去伪存真

有些人把靶向疗法看成是一种全新的癌症治疗方法，但事实并非如此。从研究人员认识到他莫昔芬可以杀死 ER 阳性的乳腺癌细胞以来，靶向治疗一直存在，但它并非万能的。按道理，副作用会限制靶向治疗的应用范围，尽管它的副作用不如化疗那么大。癌症细胞很容易对靶向疗法产生抗药性。不过，最新的靶向治疗研究还是颇有希望的。之所以持乐观态度，是因为随着我们对肿瘤遗传特性的逐渐了解，对药物靶点的理解也在加深。有希望将这些新的想法与新靶点（如 ER、BCR-ABL 和 PARP）联系起来。与传统治疗相比，新的靶向疗法至少能够达到类似的抗癌效果，而且毒性比传统治疗更低，这个目标是合理的。

但是，我们应该更为清醒地看待靶向疗法。虽然用于治疗的想法很多，但在知道是否有效之前，许多药物仍然需要经过临床试验的检验。我有时听到患者对临床试验的过程表示沮丧。他们认为新的疗法需要经过严格的试验和一再测试，这会妨碍公众享受这些药物带来的好处。我理解人们希望使用这些新药的迫切心情，但是作为一名研究人员，一名比伊和患者们的支持者，我认为这个临床测试过程是不可或缺的。

在医学上，很多被寄予厚望的新疗法在经过仔细检测后，都被发现实际上并没有什么效果。有时，人们认为某种疗法一定会有效，便会在临床试验完成之前，在"未标识"（未获 FDA 批准）的情况下开始使用该疗法。关节镜手术就是其中的一个例子。医生以前每年要做数十万台这种手术，每台手术的费用超过 5000 美元。这似乎减轻了大约一半的关节炎患者的疼痛。然而在 2002 年以及 2013 年的两次调查研究中，研究人员将手术结果与空白手术对照进行比较，发现两组之间的结果其实没有差异。

在肿瘤学领域，有一类新的药物也是个很好的例证，它是激酶 BRAF 突变型（发音为 Bee-Raf）的特异性药物。2002 年，发现在 50% 以上的黑色素瘤以及其他一些癌症，包括高达 10% 的结肠癌中，BRAF 基因有发生突变。最常见的突变 V600E，会使 BRAF 激酶活性过度激活，从而诱导癌细胞的生长失控。2011 年，FDA 批准在晚期黑色素瘤患者中使用抑制剂维罗非尼（商品名为 Zelboraf）。这种药物可以帮助以前几乎走投无路的患者。虽然它无法根除肿瘤，也无法阻止肿瘤复发，但同治疗慢性粒细胞白血病的伊马替尼一样，它能够为患者延长几个月的寿命，同时还能缓解症状（想想卡里姆·阿布杜尔 - 贾巴尔）。

维罗非尼及其同系物只适用于带有 BRAF V600E 突变的肿瘤患者。与 BRAF 抑制剂在 BRAF 突变型黑色素瘤中所取得的重大成功不同的是，在撰写本文时，BRAF 抑制剂在具有同样 BRAF 突变的结肠癌中毫无效果。这是结肠癌患者在 2011 年底使用维罗非尼后才发现的问题。这是一个令人颇感意外的结果，目前在美国国家综合癌症联盟的治疗列表中，并不建议让 BRAF 突变型结肠癌患者使用 BRAF 抑制剂，即使这种疗法可以作用于肿瘤。研究人员仍在努力，他们想知道究竟为何 BRAF 突变的结肠癌对 BRAF 抑制剂不敏感，这与黑色素瘤中的情况究竟不同在哪儿。不同的恶性肿瘤即便有了相似的突变，也不代表它们背后隐藏着相同的肿瘤生物学机制。对于结肠癌，观察突变必须在结肠的背景情况下进行。结肠癌中的"突变靶向"与黑色素瘤或慢性粒细胞白血病中的差别很大，这很令人失望。不幸的是，肿瘤的问题，与人类的情况一样，个体差异太大。

在美国，FDA 负责评估临床试验的证据，以确定新疗法是否安全有效。在某种意义上，无论是否有效，FDA 都会饱受诟病。一方面，由于 FDA 迫使制造商做费时费钱的临床试验，致使新疗法延迟推行，使它备受批评。另一方面，如果新疗法过早引入市场并引发意想不到的风险，FDA 也会受到批评。FDA 试图权衡利弊，以确保新药安全有效。虽然 FDA 有时也会出差错，但有了美国公众的监管，情况会好得多。

美国 FDA 试图通过给医生以指导，来确保公共安全。制造商不能销售未经 FDA 批准的药物，但医生可以自由使用未批准的新疗法。为让医生用上新的治疗手段，药物事先必须获得某种批准，否则在市面上根本连这种药都拿不到，更不用说进行治疗了。

在使用非标药物（例如 BRAF 抑制剂在结肠癌中的使用）时，医生明白这样做应慎之又慎。不过，非标药物的使用会有助于改善患者的护理状况，带来医学创新。贝伐单抗（Avastin）是一种抗血管生成的治疗性抗体药物，被批准用于缓解转移性癌症，但这种药物最成功的用途实际上是治疗某些眼部疾病，特别是糖尿病型视网膜病。抗血管生成疗法可阻断新血管的形成。贝伐单抗是作为抗癌药物来开发的，因为肿瘤必须通过促使人体新血管的发育，来为它们自己提供生长所需的氧气和营养。眼部新血管出现的不良生长，会损害视网膜功能，引发糖尿病型视网膜病。使用这种非标药物是能被接受的。虽然 FDA 还未正式批准这种疗法，但不反对实际上就是对这种疗法的默许。

FDA 有权起诉那些向绝症患者出售假药的卑鄙小人。蛇油销售人员通过向绝症患者售假来快速谋利，这种做法由来已久。由于患者和医生个人很少有时间或是有判断力来评估疗法的科学性，因此各国都需要像 FDA 这样的机构。通过监管机制，所有新疗法的安全性和有效性能通过以可预测的方式进行测试，然后由专家组进行评估。这样，公众才会对药物系统的安全性有信心。

在缺乏 FDA 标准的国家，蛇油销售猖獗。而有些美国的绝症患者确实会受到某些骗子的蒙蔽。这些骗子多来自于医疗系统不完善的国家，他们总是声称那些虚假疗法可治愈一切病痛。这些所谓的疗法有些基于悬而未决的理论，有些则是彻头彻尾的欺诈。这些骗子常常打着 FDA 或制药公司的旗号，并试图对消费者隐瞒疗效。不幸的是，绝症患者通常比较容易轻信这些骗局，而沦为受害者。如果医生不认为这一疗法安全有效，那么你就应该保持警惕。有效的新疗法是不可能首先出现在第三世界国家的私人诊所里的。

为什么我们需要临床试验

1993 年，当比伊被确诊为转移性乳腺癌时，我与她的肿瘤医生进行了交谈。医生提出了一个缩小肿瘤的方案，并建议之后还要进行骨髓移植。我从来没听说过可以用骨髓移植来治疗乳腺癌，甚至没有听说过转移到骨髓的乳腺癌。当时我在丹娜法伯癌症研究所做肿瘤学轮转，于是我向那里的主治医生们打听他们对此事的看法。少数人认为应该进行骨髓移植，而其他人则不这么想。他们认为试图使用骨髓移植来治愈转移性乳腺癌，将成为肿瘤学领域的一项重大失误。

那时我刚刚踏出校门，花了很多年的时间学习如何做科学。我的博士导师菲尔·马杰鲁（Phil Majerus）是教授科学方法的大师，他指导我们如何抛开主观臆断，专注于事实。最终，科学将不断改善你与现实的关系，用不以我们的意志为转移的方式，来还原世界本身的面貌。

然而现在，我试图用科学的方法来医治我亲爱的姐姐。由于癌症已经转移到比伊的骨髓，有效的治疗方法并不多。化疗很有用，但正如医生所说的那样，如果可以选择骨髓移植，将为她的医治带来更多的希望。然而，骨髓移植对任何人而言都是一种痛苦和危险的过程，更不用说是对癌症Ⅳ期患者了。有些人在骨髓移植的过程中死去。我希望自己能够冷静地思考一下。在考虑家族史、基因检测、风险管理时，我们所有人都必须这样做。就比伊的情况而言，还需要评估其他新的癌症疗法。

我做了一些调查，发现有很多医生和研究人员热衷于乳腺癌的骨髓移植。但该疗法的数据不足，仅有基于二期临床试验结果。临床试验有 4 个主要阶段，严格程度不断增加：零期临床阶段测量血液中的药物水平，有时测量肿瘤或其他组织中的药物水平；一期临床阶段测试药物的毒性，并确定患者能够耐受的安全剂量；二期临床阶段评估对少数患者可能有效的治疗方法；三期临床阶段的疗效测试最为严格，此时这些试验将受到更为严苛的监控，并涉及更多的患者。

二期临床阶段是个充满变数的时期。由于样本规模小不具有代表性，二期临床阶段表现出来的效果可能误导研究人员，并且无法在三临床阶段得到证实。这些天，每当想到 PARP 抑制剂或 CAR-T 细胞疗法或免疫疗法的时候，我都会告诫自己，这些被寄予厚望的疗法大多仍处于一期或二期临床阶段。三期临床阶段才是新疗法真正落地的时候。

就乳腺癌骨髓移植而言，二期临床试验的有效性特别令人怀疑。理想情况下，患者被分为两组，一组接受新治疗（治疗组），另一组接受常规护理（对照组），然后比较两组结果之间的差别。但此时对照组与治疗组接受治疗的时间并不相同，对照组的数据来源于之前的试验。也就是说，研究人员并没有对骨髓移植和非移植乳腺癌患者进行平行比较。相反，他们为实验组内的全部患者（患者数量很少）进行了移植，并将他们的结果与历史数据的平均值进行比较。众所周知，使用过去的数据作为对照是不可靠的，因为在不同时间接受治疗的患者之间可能存在差异，只是医生看不出这种区别罢了。尽管如此，为了降低成本，在二期临床试验阶段中，这种方法经常被使用。如果结果很好，就必须在三期临床试验阶段对这种治疗方法的效果进行检验。这一阶段的试验将研究更多的患者，并进行随机平行对照。根据二期临床试验（尤其那些损伤大、风险高的治疗试验）的结果来做治疗决定，是非常危险的。

骨髓移植的想法虽然证据不足，却令人难以抗拒，这是因为它的基本原理听起来很具吸引力。放疗和化疗往往不足以治愈晚期乳腺癌患者。增加辐射剂量和化疗剂量可能会对杀死乳腺癌细胞更为有效。但是这样做会损伤骨髓，影响患者所赖以生存的造血功能。如果在化疗后医生能将新鲜骨髓移植到患者体内，则可以有效地提高化疗剂量，这是说得通的。通过骨髓移植避免造血功能衰竭的同时，用高剂量化疗来治愈乳腺癌，可谓是鱼与熊掌两者兼得。

移植领域的倡导者以过度追求"治愈"而著称。与此同时，律师们走了大运。他们对拒绝支付骨髓移植费用（理由是仍停留在实验阶段）的保险公司提起诉讼，并由此获得了巨额的利益。与此同时，患者则不得不面临艰难、危险且昂贵的治疗。保险公司也一再增加保费。那些主张在药物使用前充分进行测试的医生和研究人员往往会被人误解。说得好听些，他们会被认为是对患者负责；说得不好听，他们就会被骂成是行径卑劣和见利忘义的人。即使是美国政府，1994 年时也迫于压力，把乳腺癌骨髓移植纳入了其员工的健康保险之中。

最后，1995 年南非临床医生沃纳·贝兹沃达（Werner Bezwoda）和他的研究小组报道称这种疗法在三期临床阶段得到了验证。贝兹沃达的研究使我们看到了巨大的希望，他声称 50% 的乳腺癌患者在骨髓移植后，病情得到完全缓解；而在未接受移植的对照组中，只有 4% 的患者病情完全缓解。

之后，在国际上进行了 4 次这样的三期临床试验，试图重现贝兹沃达的结果，但全都失败了。这些试验表明，骨髓移植并不会帮助患者好起来。原来，贝兹沃达之前是在撒谎。贝兹沃达试验中的对照组数据甚至都不是历史数据，而是虚构得来的。他捏造了一切。

为什么贝兹沃达会捏造结果？他明明知道如果同行无法在其他医院重复出他的结果，这种欺诈行为最终会被曝光。看起来这是因为他深信骨髓移植能对患者有帮助，为了能第一个证明这个观点，他不惜投机取巧。可悲的是，他并不是唯一这样做的人。有些科学工作者对自己钟爱的理论非常笃信，以至在进行试验时敷衍了事，这会使科学和医学误入歧途。他们只是想努力证明他们的想法真实有效，而不对这些想法做严格的测试。

最终，在进一步的三期随机试验中，科学工作者用真人作为对照，对虚假的数据进行了修正，并发现骨髓移植与标准治疗一样无效。所以，在设计严谨的试验中，患者会被随机分到不同治疗组中，并且患者和医生都不知道究竟每个人具体被分配在哪一组中。因此，心理因素不太可能影响试验结果。

骨髓移植的故事很好地说明了，针对癌症的靶向治疗为什么要特别慎重。对于癌症这个话题，人们似乎比一般情况更容易受到蒙蔽，而且在科学和文化圈里都是这样。一些有自信、怀揣希望（和有竞争力）的研究人员就是在这样做，正如沃纳·贝兹沃达所做的那样。有些医生在解释二期临床试验时，对科学的方法置之不理，也是这样做的。那些认为新型靶向治疗完全没有问题的研究人员和医生，也还是在这样做。癌症并不那么简单。如果我们要解决DNA 中的谜团，并最终治愈癌症，那么我们必须做到：在不了解真相的情况下，不能自欺欺人。我们必须追寻那些我们真正能够了解到的真相。想要战胜癌症，我们就必须运用智慧。也就是说，必须保持头脑清醒，即便我们太想相信新疗法或药物会发挥奇效了。

　　当然，在 20 世纪 90 年代初，无论靠谱与否，没有任何关于三期骨髓移植的试验可供参考。在给比伊提出建议时，我只能通过不太可靠的二期试验结果，以及肿瘤学老师的看法作出判断。骨髓移植可能治愈比伊，也可能会让她的病情变得更糟，癌症转移得更快。我对这两种可能重新进行了评估。在马杰鲁的指导下，我做出了放弃骨髓移植的选择。治疗有效的观点太没说服力，比伊所冒的风险太大。事实上，我觉得让患者做未经严格试验证实的骨髓移植手术，简直就是在犯罪。患者如果接受未经批准的治疗方法，都应该进行临床试验备案，这样便可以系统地收集有关治疗效果的数据，而且至少可以将所得的数据用来帮助今后的患者。

　　我想把这个消息告诉比伊，但又担心她会因此而放弃寻求积极的治疗。这并不是我第一次，也不是我最后一次希望得到更多有关癌症的数据。如果我们有更多的数据，特别是来自遗传性性癌症综合征的患者，我们可以更快地改善疗法。我们可以有更多美好的期待。我们可以基于现实情况，提出合理的期望。

最终，比伊的癌症发展得太快，我都来不及作出任何建议。移植明显不太可行，很快我把注意力放在如何让她安详离开，并为她的离世进行哀悼。但是我从中所学到的经验教训，一直萦绕着我。这就是我每每听到有关新疗法或研究途径的争执和炒作时，感到担心的根源所在。不切实际的宣传蒙蔽了我们，激发出了野心和贪欲，让人们变得草率。

还有另一种威胁，是我们所有人都应该担心的。研究耗费金钱，实验室在争夺有限的经费。当一类研究（如针对靶向免疫疗法的研究）获得大量关注的时候，就会将资金从其他同样具有前景的研究中夺走。例如，对于基因组中所有新发现的基因所进行的基础科学研究，我们的支持力度还不够。科学家们在患者体内发现了越来越多的破损基因，可几乎没人能够花费时间和资源为这些基因进行深入的研究。但是，这项研究对于了解基因产物在正常细胞中的用途是必需的。这样我们不仅可以开发出更好的癌症治疗方法，还可以发现那些处于危险中的人，并在一开始便将癌症扼杀在摇篮里。

是否需要对种系或肿瘤进行全基因组测序？

来我们的癌症治疗中心吧。在那里我们将对你的肿瘤进行测序，为你提供量身定制的个性化定向药物。

你必须给你的肿瘤测序。不然的话，你的医生怎么能知道该如何对你进行治疗呢？

如果我患有癌症，我会对我的全基因组进行测序，以便医生可以根据我的 DNA 量身定制治疗方案。

你是否听到过类似上面这样的语句？有些人建议癌症患者对肿瘤的全基因组，以及生殖细胞进行测序，以获得个性化的癌症治疗方案。正如我前面提到的那样，种系基因组就是你生而有之的那个基因组，是你所有细胞中的 DNA。而你的肿瘤基因组则有所不同，包括了癌细胞中发生的所有突变，是体细胞突变使它们转化成为癌细胞的。换句话说，种系基因组包含你的原始蓝图，而肿瘤基因组则反映了经过恶性改造后的蓝图。

对癌细胞中的某些基因进行测序是有价值的，我们知道这些基因经常发生突变，使药物作用于突变蛋白（伊马替尼治疗 BCR-ABL、吉非替尼治疗突变型 EGFR、威罗菲非治疗突变型 BRAF）可以让癌细胞失活。通过对特定基因进行一定量的测序，可以确定什么样的治疗方法对患者有效，这样便可以辅助进行个性化的癌症治疗。对基因组越了解就越能够为患者提供更好的治疗，这种想法让我们感到兴奋，但也过分夸大了基因组测序的作用。鼓励人们对肿瘤甚至整个基因组中所有的基因进行测序（不仅仅是编码蛋白质的基因，还有编码调控元件和其他物质的基因之间的所有其他 DNA 序列）是一种做法。但说这样做是个好主意还为时过早，我们需要更多的数据以支持这一观点。

值得一提的是，除了许多作用于肿瘤基因组中异常情况的药物（无论是否来自于像麦考伊那样具有遗传性癌症基因的患者）之外，大多数基因异常仅发生在癌细胞中，不在种系的 DNA 中。例如，CML 中的 BCR-ABL 突变只出现在癌细胞中，因此对种系 DNA 进行测序无法告诉你是否存在 CML。医生经常只对患者癌细胞 DNA 中的一组基因进行测序，以寻找可能作为现有药物靶点的突变，或者看看癌细胞对其他疗法可能做出什么样的反应。也可以对癌细胞的组织进行其他类型的诊断性测试（如乳腺癌细胞中的雌激素受体和高 HER2 水平），以确定是否有其他类型的靶点。

尽管如此，这些并不需要对全基因组进行测序。有针对性的测序速度更快，成本更低，并且不太可能得到那些意义不明确，而且可能会使治疗计划复杂化的信息。目前，还没有治疗方法需要对肿瘤的全基因组进行测序。

有时医生也会相信一些不实的消息。所以说，我们应该对新疗法满怀希望，但不要被它牵着鼻子走。如果医生或治疗中心建议你可以根据肿瘤的全基因组测序进行"个性化"药物治疗，可对此表示怀疑。先了解一下保险公司或你参与的实验研究是否能支付这笔费用。如果不能，请询问你的医生，请他说明这一测试将如何改变你的治疗。如果你没有得到明确的答复，就问问其他人的看法。最后，在评估癌症研究的情况时，你所依据的原则与你在研究家族史时是一样的：容忍无知、保持诚实，以及坚持不懈。

回过头来看我在本书中所写到的那些女性，可以很好地说明癌症研究的价值。在 20 世纪 50 年代、80 年代，以及 90 年代初，当罗莎琳德·富兰克林（Rosalind Franklin）、吉尔达·拉德纳（Gilda Radner）和比伊进行癌症治疗时，我们并不知道那些叫作 BRCA1 或 BRCA2 的基因。即使是 20 世纪 90 年代中期，在卵巢癌和乳腺癌患者中发现了这些突变基因之后，我们仍然认为女性没有必要检测这些基因。当时，我们并不知道任何医治这些突变患者的策略或疗法。但在 2006 年，比伊的女儿 18 岁了。她能够进行 BRCA 突变检测，能采取措施避免步母亲的后尘。其他具有 BRCA、VHL、RET 和其他突变的人也都在这样做。如果没有进行癌症研究，即便使出浑身解数，任何一种治疗方法都不可能声称自己能对治疗癌症起作用。

科学是一个集体
项目：数据点和你

6月14日是国旗纪念日，此时的美国中西部地区与往年相比显得格外暖和，我的家人趁着天气为格莱美举行了90岁的生日聚会。这可是大家齐聚一堂的好时候。家人们从世界各地汇聚到格莱美位于安娜堡的护理中心，参加由我的兄弟、侄子侄女们为她举行的庆祝音乐会。

但这不只是个家庭聚会。我一直希望能对BRCA突变进行研究。可是，要想做到这一点，我得先找到一个适合的家族作为BRCA突变的研究材料。

事实上，我刚好知道这样一个家族。

遗传咨询师站在家人面前，对知情同意的相关问题进行了介绍。在我们签署授权书后，护士和皮肤科医生做准备的同时，啤酒和饮料也倒好了。护士为格莱美以及我的兄弟、姐妹、叔叔、阿姨、侄女和侄子逐一抽取了血样。皮肤科医生，是位我们大家的老朋友，他从大家的手臂上采完皮肤样本后，便立刻将伤口缝合上。

比伊的女儿专程从乌克兰维和部队服务中心赶回家参加格莱美的聚会。我们已经了解到她的 BRCA1 突变情况，也知道她非常讨厌抽血，所以允许她不必再去抽血。比伊的儿子说他会尽己所能，为研究提供便利（几年后，比伊的儿子会对他的姓名进行修改，将其中的中间名从罗斯改回为罗森布拉姆，以纪念他母亲这一支的犹太人血统）。

之后，聚会在我们家继续进行，格莱美和她的 9 个孙子们一起合影留念。格莱美有时会有些迷糊，告诉人们她有 29 个孙子孙女。这可是错误呈报家族史的例子。不过，在实际工作过程中，我们会确保数据收集者得到的信息都是真实有效的。一些格莱美的老友已经 90 多岁高龄，还带着他们的陪护人员一起从卡拉马祖前来参加庆祝活动。我们为这些嘉宾特地准备了聚会的场所。大家交换礼物。很多 90 多岁的人错拆了其他人的礼物，场面混乱活脱一个欢乐的海洋。我们这些中年人都在讨论处于青春期的孩子们是如何年少轻狂、桀骜不驯的。

比伊女儿一脸无辜地说道，"我一无所知。"

"我知道，"我说，"父母都觉得，青少年是可怕的。"

她立即纠正我道："不，我的意思是我并不知道大家都认为青少年会犯错误。如果我在青春期的时候放任自流的话，只会变得更糟！"她的父亲和继母站在旁边，稍稍撇了下嘴。

用我们的血液和皮肤样本能做什么样的实验呢？如果你对这个话题感兴趣，曼尼叔叔就会很高兴地为你解答。作为一名科学家，他认识到遗传学本质上是对家族进行研究，而且大多数遗传学研究人员的目标是从同一家族的多个成员那儿收集到材料。我的实验室将储存 BRCA1 突变体和非突变体的样本，并通过它们更好地了解 BRCA1 突变是如何致癌的。在曼尼感到欢欣鼓舞的同时，我也为自己能为 BRCA 研究贡献皮肤而感到高兴（我自己也做了皮肤活检）。

我向大家解释说，虽然我的实验室将用他们的捐赠样本来进行 BRCA1 基因研究，但也有可能得不出任何结论。即便如此，家人们的热情依旧很高。很多研究都会走入死胡同。即使对家人的样本研究能得到有用的信息，即使这些信息能有助于家族成员管控其医疗决策，家人们也无法了解到这些信息。这是因为，在研究样本之前，每个人的身份信息将被掩盖起来，我们仅能了解到一些与样本相关的医疗信息。我知道各个样本分别对应的是哪位家人，这是因为我碰巧熟悉他们，了解他们病史的相关情况。不过，掩盖样本身份会使其他人无法把样本或数据与每个人对应起来。此外，在将研究结果付诸实践之前，新的技术方法和诊治手段还需要在通过官方技术认可的临床实验室对技术的准确性进行认证。无论如何，我的家人都不会从研究中获得任何直接的好处或信息。但他们都希望为癌症问题的解决贡献力量，即使他们的贡献不被承认或是微不足道。无论有没有突变体，我同当天所有的人一样，都感到很自豪。

这时候，你可能会问：你呢，提奥？研究你的家族会不会存在不公正的因素？你会知晓关于你自己的信息吗？

为不产生利益冲突，我既没有参与签署知情同意的过程，也没有参与获取机构审查委员会批准研究的过程。该机构审查委员会是一个独立的审查小组，负责审查以人为调查对象的科学研究。

不过，我确实知道一些与自己相关的信息。我从基因组序列中了解到，罗斯/罗森布拉姆家族在CBP基因中存在所谓的突变。根据某些文献报道，这种突变可引起鲁宾斯坦-泰比（Rubinstein-Taybi）综合征。这是儿童时期出现的一种具有破坏性的发育障碍，可导致白血病、淋巴瘤和其他癌症的突变。但是我们都没有得过这种疾病。从家族样本中发现CBP之后，我对着家人的照片看了又看，试图从他们身上找到某种能暗示这种疾病的体貌特征。我眯着眼睛，竭力用我那天马行空般的想象力说服自己，我们可能真的具有某种不同寻常的手脚和面部特征，而这些特征都是患有鲁宾斯坦-泰比综合征的标志。可事实上，并没有任何迹象表明我们中有谁患上了这种综合征。

CBP"突变"实际上可以出现在没有鲁宾斯坦-泰比综合征的家族中，这一发现揭示了研究家族基因的重要性。有些研究结果认为某种突变与疾病之间存在关联，但这些结论往往依据的样本量非常小。更多新的研究正在以不同视角来审视那些被认为是有害的突变。一些突变实际上并没有像我们之前所认为的那样不好，它们甚至只是些中性突变。这就不属于癌症的范畴了。在我们的实验室里，最近发现很多遗传性癌症患者携带了本应导致胰腺炎的突变，然而没有一例这样的患者被诊断为胰腺炎，或有过胰腺炎的症状。这种

"变异"的恶名实际上名不副实，它可能只是一个正常的遗传变异。我们所发现的 CBP 突变也是如此。正如 2011 年《科学转化医学》（*Science Translational Medicine*）杂志的一篇文章所总结的那样："出乎我们意料的是，文献中对于很多（27%）突变的解释是不正确、不完整的。实际上，这些突变只是正常的遗传多样性而已。要找到常规突变与疾病突变之间的区别，必须对大量非受累个体进行基因分型。"换句话说就是：很多研究都是基于极少数人的。我们需要更为广泛而深入的研究。这对那些有可能根据已知突变做出重大决策的人，有着至关重要的意义。

好消息是，基于对少数人的研究所得出的假设性结论，不会立刻对临床护理造成影响。例如，在我们家族中所发现的 CBP "突变"，只是基于某些研究中的几个患者而得出的。医生不会根据这样的数据而对治疗提出建议。患者数太少。这些数据并没能阻止我眯眼继续寻找症状的蛛丝马迹，这时专业训练有了用武之地。不断了解现实情况，是所有医生在医学实践中所必须经历的过程。这也表明了开展科学研究的重要性，有了数据才能得出可靠的结论。

除了基因本身，我还从家人的无私奉献中收获了很多其他东西。在这次聚会之前，我在实验室里并未研究过 BRCA 基因的生物学意义，也没有使用过人类样本。是家人的慷慨参与，帮助我实现了成为一名人类遗传学家的梦想。这不仅仅是因为他们为我提供了用于研究的样品。在获取机构审查委员会批准、签署知情同意书、采集和存储样本以及开展最初几个新实验的同时，我还对于以人体为对象的研究课程进行了学习。我很感谢格莱美和我的家人能给我这个机会。我了解到，得到机构审查委员会的项目批准，并不像想象的那么困难和官僚化；人类样本的收集要么很简单，要么充满了混乱；样本存储需要受到特殊的保障，应该在不同机构对样本副本进行保存、对数据进行备份；而且必须选择训练有素且正直可信的人与你一起合作，这些人必须勇于承认自己所犯的错误。我们都会犯错误，但研究如同其他所有的事情一样：如果你勇于承认错误，就会得到有价值的反馈，帮你进一步完善流程。有针对性的练习是最好的学习方式。家人对于目标明晰的研究而言，就好比做心肺复苏练习时所用的人体模型。

通常很难从一个大家族那儿拿到研究材料（稍后我将描述例外情况），但我们做到了。罗斯/罗森布拉姆家族提供了三代人的数据和样本。这些样本及其他患者的材料一起，帮助我们了解到为什么携带 BRCA 基因突变的患者比不携带这种突变的人更容易罹患癌症。携带 BRCA1 突变的人在 80 岁前有 50%~87% 的机会罹患乳腺癌。听起来这一风险很高，事实上也的确如此，然而，这些数字只是代表了一个发病概率。如果我们能够理解导致风险差异的原因，便可更为精准地对预防性手术与癌症监控提出建议。如果没有来自于众多患者的数据，这种问题是无法得到解答的。

像我这样的家族也许能够有助于解答此类问题。我们知道格莱美有 BRCA1 突变，但为什么直到 73 岁时她才得了乳腺癌，而比伊在 35 岁时便得了更为恶性的癌症呢？这帮助研究人员对我们的特殊家族史有进一步的了解：据我们所知，格莱美的兄弟姐妹均没有早发性癌症。而格莱美的癌症呈雌激素受体阳性，这表明她的癌症也许与 BRCA1 无关（携带 BRCA1 突变的肿瘤通常是雌激素受体阴性）。科学家们认为有些修饰性突变与 BRCA1 和 BRCA2 发生了相互作用，从而改变了某些人罹患癌症的风险。例如，也许是我们家族的"突变型"CBP 基因与破损的 BRCA1 共同导致了比伊的死亡呢？或者说，也许是格鲁普的家族的另一个突变产生了同样的效果呢？出于这方面的考虑，我请求格鲁普的弟弟曼尼叔叔作为父系的代表，与我们一起提供了样本。

要知道应该如何预防、看待和治疗癌症，就需要更多像我家人那样的数据点。我们需要更多拥有资源的研究小组对家族情况进行研究，还需要有更多愿意分享数据的家庭。如果我们能将所有人的材料都整合到一起，那么意义将会更大。综合性数据将教会我们如何管理风险、治疗疾病，以及拯救生命。

隐私、知情同意以及良好的数据共享

在管理得克萨斯大学西南癌症研究中心信息库的实验室里，有位工作人员收到了一批人体组织样本。每个样本都贴有患者的识别信息（姓名、出生日期、医疗记录号）。在把样本逐一放入信息库之前，工作人员必须为每个样本分配一个研究编号，每个研究编号分别与不同的样品提供者的医疗记录编号相对应。该研究编号只能由信息库调配使用，以便工作人员能及时从医生那儿获取到有关患者健康史的最新情况。工作人员把含有其他识别信息（包括姓名、出生日期、联系方式、州级以下的地理信息、社会安全号码、医疗记录号，以及对那人而言独一无二的其他任何信息）的样本标签彻底销毁。不过，与研究相关的临床数据（如癌症史、其他疾病史和年龄等信息）仍会与样本保留在一起。

这是研究工作中掩盖身份的步骤，目的是为了保护患者的隐私。血液、组织或肿瘤样本与患者的发病情况有关，但名字会用数字来替代。当有新的临床数据时，只有患者的医疗团队可通过与实验室进行沟通，来更新样本信息（患者的识别信息留存在与样本相关的医疗记录中）。

我们实验室的研究材料来自一家子中的四代人，这些人的肾癌和成血管细胞瘤（一种脑癌）发生率奇高。我们称之为"神秘肾癌家族"，是因为他们肯定有家族性癌症综合征，虽然目前还未通过临床试验诊断出遗传病因。称他们为"神秘家族"的另一个原因是：那些用离心机离心血液样本并提取 DNA 进行分析的基础科学研究人员，没有任何一个人见到过他们。他们知道家族成员的癌症、年龄和其他健康数据的状况，然而，即便在实验室中发现家族基因库问题所在的那个关键人物，也不知道样本的任何身份信息。家人们知道，虽然有人正在研究他们的样本，可即便发现了癌症基因，也得守口如瓶，不能将研究结果反馈给他们。尽管如此，这个家族还是全体总动员，倾力参与癌症研究工作。医生们也是如此。各方都明白，患者与早期的基础研究之间有道天然的沟壑，难以逾越。

在进入临床之前的基础研究期间，就得隐匿样本的身份信息。1951 年开展的一项研究就该这样做。那时，出现了首个在培养皿中无限生长（此前，大多肿瘤细胞只能在培养物中进行短时间培养）的癌细胞系（被称为 HeLa）。这一癌细胞系培养自一位患有宫颈癌、名叫海瑞塔·拉克斯（Henrietta Lacks）的女性患者。按当时的惯例，在未经知情同意的情况下，研究人员便把这些细胞从拉克斯的手术标本中取出来了。知情同意的标准是随着时间的推移而不断演变的，至今仍在持续完善之中。20 世纪 70 年代，乃至 90 年代的道德标准并没现在严格。现代研究规则是非常不一样的。现在会要求捐赠者签署详尽的知情同意书，并且一旦允诺，在应用于基础研究之前，样本身份信息就得隐匿起来。我们在保护患者隐私方面取得了长足的进步。这是一个全新的时代，对隐私有着更好的保障。

2013 年，《科学》（Science）杂志发表了一篇文章，声称如果实验室检测了一个人的全基因组，即便不知道此人的姓名，也能用得到的序列数据来识别出这个人。这篇文章引发了不小的争议。这意味着一个人也可能会得到关于其研究情况的线索，不过得到的这些结果有可能是不对的。有人也许会发现他们携带有突变，而此突变会引发像阿尔茨海默病或亨廷顿病那样无法诊疗、无法治愈的疾病，即便主观上他们并不想知道这些信息。然而，只有对于没有掩盖样本身份的研究，才可能这样断言。《科学》杂志的文章显示，只有在实验室提供有关该项研究的其他信息时（例如邮政编码和生日），样本身份才能得以重新识别。然而，掩盖身份的标准操作不允许样本中出现诸如这类细节的，因此隐私权受到侵犯或身份信息会被泄露的风险还是很低的。

《科学》杂志还报道了一个出人意料的有趣事儿：哈佛大学乔治·切奇（George Church）博士领导了一个测序项目（个人基因组项目），他告诉参与者有可能从被测 DNA 序列中识别出他们的身份，并向他们解释了可能的后果（参与者甚至不得不接受测试以证明他们完全理解）。即便在这种情况下，仍然很少有人愿意退出这项研究。事实证明，对于很多人来说，序列数据可以为理解和治疗疾病带来无限可能，相比较之下，隐私并不那么重要。隐私并非一切！事实上，越来越多的证据表明，随着社交媒体的兴起，人们越来越不关注隐私。

让我们为癌症遗传学建立数据共享计划

当两个临床检测实验室以不同的方式去解读一位患者的基因数据时会发生什么呢？在写这本书时，我们一直在为一位 33 岁罹患乳腺癌的患者康复而努力。我们发现她的一个被称为 CHEK2 的基因中带有突变，这使得她易患乳腺癌、结肠癌和其他癌症。现在这位女士的妹妹来找我们进行遗传咨询。在做完基因检测后，我们发现她并没有携带像姐姐那样的 CHEK2 突变，但奇怪的是：她的 CHEK2 基因中检测出了另一种不同寻常的突变。要知道，每个人的每个基因均有两份拷贝，分别来自于父亲和母亲。她从父母那儿遗传到了与姐姐不同的突变。第一个检测实验室暂时认定妹妹的这种变异也是有害的。由于对这种特殊的突变几乎一无所知，我们对这一结论也没有什么把握，于是又把这些信息发给了另外一个实验室。这个实验室得出的结论是她的 CHEK2 突变不算太坏——只是一个无害的变异，他们已经积累了很多关于这种突变的数据，能够得出一个更为可靠的结论。

基因检测实验室之间的这种分歧和犹疑现在还相当少见，不过将来会变得越来越多、见怪不怪的。新的测序工具和更多的实验检测将挖掘出越来越多的遗传变异。通常我们并不知道这些变异究竟是有害的，还是有效的基因替代序列。这就像"检查"和"检察"的拼写那样，字母不同，但表示的意思却相同。我们测序患者DNA 的能力超出了我们解读这些信息的能力。从一个人的基因组中，我们可以获得 1TB 的数据，几乎有 30 亿个碱基对序列。我们只是不知道大部分数据的含义。对于每个被测序的单个基因，我们都不得不问自己这些问题：

这个序列是否正常？

如果不正常，这个序列会使患者罹患癌症的风险更高还是更低？

这个序列是否与其他基因共同作用，改变了健康状况？

解决这个问题的一种方法是：让临床实验室不再认为他们应独享与患者检测结果相关的数据。麦利亚德基因公司（Myriad

Genetics）是一家主要的检测实验室，它通过测序获得了成千上万患者的 BRCA1 和 BRCA2 基因序列数据库，但是其他人却很难得到这些数据。这就是一个典型的例子。如果通过 FDA 批准程序来要求麦利亚德基因公司分享自 1996 年以来由保险资助的检测结果会怎样？我们将对于正常和致癌的 BRCA1 和 BRCA2 变体有更多的了解。我们需要鼓励实验室之间彼此分享数据。在某些情况下竞争会产生效益，但在找寻我们基因组价值的这件事情上，这样做就会代价昂贵且往往适得其反。除了人的竞争天性以外，还有政策、法律和信息技术障碍，使得数据共享可谓是难上加难。尽管如此，商业和研究实验室之间的数据共享是关键，必须大力推进。癌症研究应该是一个团队项目，数据应该是共有财产，这样医生最终才可以使用这些数据为患者提供最佳的诊疗建议。

如果这两家公司能够将妹妹的 CHEK2 突变与包含有更多数据的数据库进行比对，结果将如何呢？那样的话，两个实验室都将会看到，妹妹的 DNA 似乎是良性序列，常出现在患癌风险不高的人身上。第一个实验室不会称其为"可能有害"，妹妹也无须考虑采取不必要的措施来管控误判的风险。

我自己的实验室刚刚报道了我们癌症遗传学诊所对 258 位患者的全基因组序列所做的分析。我们发现了新的突变，推测它是与众所周知的突变（如导致林奇综合征或 BRCA 突变的那些突变）共同致癌的。想到我们和其他人正在努力识别新的基因序列，这可以解释为什么一些 BRCA 突变患者在 35 岁时患有癌症（如比伊），而其他带有相同突变的患者在一生中都没有患癌。然而，这些新的突变并不能对我们所有 BRCA1 突变患者中的 50%~87% 患病风险给予很好的解释，不过现今，我们有了一些假说。我们需要更多患者的更多数据来验证和测试我们的发现。为了解决这个问题，我们将数据保存在美国国立卫生研究院（NIH）所运营的公共数据库中，该数据库被称为基因型和表型数据库（dbGaP），方便科学家们可以随时查看、重新解释，并与他们自己的数据进行比较，以提出新的假说。把数据放入 dbGaP 是一项耗费大量精力的工作。我们不仅要将大量的序列数据上传到 NIH 数据库，还需要上传每个人以及每个家庭的病历，这些都很繁重、琐碎，且非常昂贵。如果实验室与公共数据库共享数据，例如用于研究级数据的 dbGaP 和其他 NIH 数据库（如 ClinVar 和临床级数据的基因检测注册中心），我们会更快知道更多关于序列对健康的影响情况。

公共数据库并没有太多用处，除非我们能够将这些数据与患者和家庭健康史关联起来。只有 DNA 是不够的，我们还需要将遗传信息与准确的家庭健康信息联系起来：是否患有癌症、心脏病或阿尔茨海默病，是否采取了风险管控措施，是否接触过已知的致癌物（如香烟烟雾），诊治成效如何。放眼全世界，其他国家都在开始建立自己的数据库。2006 年，英国生物银行开始招募 50 万名年龄在 40~69 岁的成年人，进行长达 25 年的研究。科学家们正在收集血液和尿液样本，通过问卷获取临床信息，并对接受检测的人进行体格测量。实质上，他们正在作记录，以便把基因、生活方式以及健康状况联系起来。他们针对的是中年人，因为中年人最有可能被首先诊断出癌症、心脏病、卒中、糖尿病和痴呆等常见疾病。在撰写本文时，美国国立卫生研究院于 2007 年成立的 dbGaP 已收集了来自 500 多项研究的研究级数据。这个模式很好，且在持续增长。自 1996 年以来，冰岛已经拥有了一个包含遗传、生活方式和健康信息的数据库。在我撰写本书时，奥巴马总统呼吁收集 100 万个基因组序列。我们正朝着正确的方向前进，但我们需要对世界各地的监管机构、保险公司和医疗保健提供商施压，以保证这些项目的正常进行。

为加速癌症研究，家庭可以做些什么

具有遗传性癌症（或任何疾病）倾向的患者不应该担心自己的信息被公布于众。幸运的是，保护遗传隐私和参与研究相互并不冲突。我们共属人类大家庭，如果我们对遗传性癌症倾向了解得越多，患者在作出临床决策时感到茫然的可能性就越小。像我这样的家庭已经开始参与研究，这使我们所有人都可以利用自身血液所拥有的力量。

最后，为使下一代能够茁壮成长，我还会再告诉你一个分享其故事的家族。对于做研究而言，这是一个理想的家族。为了限制可能影响健康的变量，这个家族的成员需要采用同样的饮食，生活在同一地区，绝不吸烟和饮酒。他们几代人都以同样的方式生活，并保存其健康和其他个人特征的详细记录。他们的记录是准确的。他们会彼此通婚以减少群体内的遗传多样性。至于亲子关系，会有一些混乱。这听起来像是实验室老鼠的高配版（luxury colony），但事实并非如此。这是一个非常大的人类家族——摩门教徒。

摩门教徒不是唯一一群遗传结构与众不同的人。在美国，有阿米什人和门诺人；在魁北克，有法裔加拿大人。许多家族历史可以追溯到一千年以前的冰岛，已经非常详细地创建了遗传家谱。然而，可用于遗传学研究的摩门教徒的数量是前所未有的多。

在 19 世纪 40 年代到 90 年代之间，一小群摩门教徒的几代人均实行了一夫多妻制。有些人作为父亲娶了多个妻子并生了多达 50 个孩子；儿子又有大量的孩子。如今，成千上万的摩门教家庭均来自这群人，这意味着少数男性的基因已经在摩门教基因谱中得到了扩散和巩固。通过家庭分支追踪这些基因可以教会我们很多关于具体特征如何在世代中进行变迁的知识。

摩门教徒也给了科学界一个有利于开展遗传研究的文化。摩门教会认为家族史保存了神圣的信息，这使得收集家族史变得容易。自 1836 年以来，教会投入了大量的时间和资源将记录集中在位于盐湖城市中心的家族历史图书馆。这是世界上最大的家族史集。

到 20 世纪中叶，遗传学家意识到摩门教徒是一个研究宝库。犹他大学遗传学系教授、负责人马克·斯科尼克（Mark Skolnick）博士和他的团队使用该图书馆来搜索犹他州出生、死亡或结婚的人的记录。他还查看了犹他州癌症登记处，该登记处记录了自 1966

年以来该州所有癌症发生的情况。通过将两者进行结合，斯科尼克找出了家族中的人是何时患上癌症的。犹他州癌症登记处和摩门教家族记录库共有 100 万条记录！斯科尼克领导的一个研究小组通过从此登记处寻找信息，研究癌症发病率增加的家庭的遗传情况，最终发现了癌症易感的 BRCA1 突变。[他和他的同事在玛丽 - 克莱尔·金（Mary-Claire King）观察的基础上建立了他们的研究体系，认为家族性乳腺癌综合征与特定染色体的变化有关。]

摩门教徒的生活方式也颇有帮助。他们每个家庭平均有 8 个孩子（对仅有 1 个孩子的家庭进行遗传研究很困难）。与其他人群相比，他们在种族上是同质的——大部分都是斯堪的纳维亚人后裔。而且他们不吸烟不喝酒。所有这些都可以更容易地将生活方式因素对健康的遗传影响忽略不计。

摩门教家庭邀请来自犹他州大学附属研究机构亨茨曼癌症研究所的研究人员参加他们的家庭聚会，成员们积极地为研究提供样本。这些参与的家庭是称职的研究伙伴。他们还有强烈的社区和公民意识，使他们想要为科学知识作出贡献，即便知识没有直接帮助到他们或他们自己的家庭。这些摩门教徒家庭以优雅和高效的方式推动了遗传学研究。很多致病突变是在犹他州而非在其他地方发现的，这些致病突变包括 BRCA1 和 BRCA2 突变、APC 突变（家族性腺瘤性息肉结肠癌基因）和 CDKN2A（被称为"黑色素瘤基因"）突变。

当然，我们家族的遗传学价值与摩门教比起来显得相形见绌。

我们的家族不够庞大，生的孩子不够多。而且，我们天各一方，无法像摩门教徒那样有洁身自好的生活方式。但是，这无法阻止我们或其他家族参与研究。罗斯／罗森布拉姆和摩门教的共同之处在于都对研究人员有帮助。我们公开自己，拥抱改变，与对方以及我们的医生进行沟通，也可以容忍医疗的不确定性——我们总是很有趣。如果患有遗传性癌症综合征，请询问遗传咨询师有关捐赠样本用于研究的事宜。如果家人愿意，问询咨询师你们是否全都可以捐赠样本。或许有一项研究可以立即使用到你的样本，或诊所或实验室可能会去身份化并存储你的样本以供将来使用。

当我了解到我的 BRCA1 突变时，那是一个冬日，我坐在密歇根州的办公室里，等待着可能改变我生活的信息。在写这本书的最后几天，我一直在达拉斯的新办公室工作，我的实验室正在研究癌症易感家系（包括我自己）的遗传物质，希望为更好预防和治疗遗传性癌症奠定基础。我的新办公室看起来很像我在密歇根州的那个办公室。中间有一张圆桌，书架上装点着患者、特殊同事以及家人的书籍和照片。但很多事情并不一样。

生活真的改变了。在我的一生中风险值直线下降，不再面临50%~87% 的乳腺癌风险，而是落到了普通女性的水平，甚至可能还更低。我不再需要花精力去排遣我对癌症的隐忧。我不必像过去那样为我的家人而感到担忧。在实验室和诊所，我正在做我一直想做的工作。另外，在得克萨斯州这儿是春天。空气温暖，杜鹃花盛开，天空阔蓝。我微笑着，知道在几英里外，如今 94 岁的格莱美，正带着护理设备坐在露台上，享受着日光浴和她男友的陪伴。我循序渐进地给格莱美读着这份手稿中的内容。

我没有坐立不安地等电话，而是像我那天在密歇根州所做的那样，自己拿起电话。首先，我打电话给我的兄弟们，然后我给曼尼叔叔发邮件。我向他们解释说我已经写了一本关于癌症遗传学和我们家族的书，并且他们的基因和他们的故事被编入了其中。我是否有权分享我们家族经历？他们都十分正面地作了回答。他们希望这本书能以某种方式涉入我们家族中的母系那支，以便我们未知的亲人能够了解到他们的癌症风险，然后保护自己。曼尼叔叔很兴奋地将这个消息扩散给了我们非亲非故的人。他写道："多好啊，通过我们的家族来提高公众对癌症遗传学的了解。"

罗斯/罗森布拉姆明白我在本书中所说的一些话：了解癌症突变会给你带来力量。它为你提供了选择，并让你在癌症侵袭之前作出决定。如果我们扩大可供科学家和医生使用的数据量，并为更多的癌症研究提供资金，我们大家都将会有一个更好的未来。我们可以更为准确地治疗癌症。当然，我们可以更好地去防癌。我们都是同一个人类家族的成员。从最广泛的意义上来讲，通过彼此分享信息，我们可以让我们所有的"亲属"和后续的世代更加健康。

致　谢

　　非常感谢那些在圣路易斯、波士顿、安娜堡和达拉斯与我分享生活故事的患者及其家属。他们教会了我很多，并为本书贡献了堪超顶级教科书式的无比丰富内容。

　　诚挚感谢我的丈夫肖恩·莫里森，他是本书的"最佳读者"和头号拥护者。除此之外，其他亲爱的朋友们也是"最佳读者"，他们给予了我全方位的支持。在此，特别要感谢的有：波士顿人珍妮特·雅各布斯（Janet Jacobs）和苏珊·多德尔（Susanne Dowdall）、俄亥俄州人希瑟·汉普尔（Heather Hampel）、达拉斯人露西（Lucy）和亨利·比林斯利（Henry Billingsley），以及卡伦（Caren）和皮特·克莱恩（Pete Kline）。

　　十分感谢我的同事们，特别是携手一道并让我受益匪浅的护士和遗传咨询师们。那些在得克萨斯大学西南医学中心的遗传咨询师们与本书渊源颇深：琳达·罗宾逊（Linda Robinson）、梅甘·弗罗内（Megan Frone）、凯特林·莫尔（Caitlin Mauer）、莱斯利·凯德罗夫斯基（Leslie Kiedrowski），萨拉·皮扎德 - 米勒（Sara Pirzadeh-Miller）、黄静仪（Jillian Huang）和杰奎琳·默施（Jacqueline Mersch）。我撰写此书的动机之一是想学习更多关于遗传学的知识，以便能够跟上他们的步伐。我也十分感谢朱迪·加伯（Judy Garber）医生、哈里斯·英格（Charis Eng）医生和鲍勃·努斯鲍姆（Bob Nussbaum）医生，正是她们，在书稿完成之前给予了我莫大的信心。

很感谢我的代理人艾克·威廉姆斯（Ike Williams），是他带我入门。他知道怎样引导我进行写作，并为我剖析作品的脉络。不幸的是，艾克的爱妻诺亚（Noa）在与我们共事期间得了肺癌。我很感激凯瑟琳·弗林（Katherine Flynn）与艾克这对完美搭档，他俩密切配合，逢问必答。

感谢我的编辑莉安·赫希曼（Leigh Ann Hirschman）、罗斯·布兰妮（Brittney Ross）和卡洛琳·萨顿（Caroline Sutton）。莉安帮我精心编排故事，做到严丝合缝。她告诉我，在为追求故事连贯性而需要牺牲掉心爱的字句时，痛彻心扉。我在企鹅书屋的首位编辑布兰妮专业功底深厚，能一针见血地指出问题，细致入微又不失幽默地引导我，并在必要时保持沉默，闭口不语，沟通起来很是高效。而卡洛琳一直保持着热情，有了她的聪明才智，我们的团队才熠熠生辉。

还要感谢托尼·罗斯（Tony Ross）的直言不讳。他为本书起了个暂定名——《你爸爸是谁》（Who's Your Daddy）。这个暂定名很有趣，言简意赅地表达出了本书主题。一提到《你爸爸是谁》，便立马激起大家的认同和兴趣……当然，出版商除外。企鹅书屋的丰富经验和团队的才华横溢（还是由卡洛琳·萨顿来领导）帮我守住了底线。

20世纪60年代，医学先锋林奇、李和弗劳梅尼（Fraumeni）医生开创了癌症遗传学领域，而现今，此领域仍在不断发展壮大，我衷心感谢为此领域作出贡献的所有研究人员。当然，也对那些无名英雄致以诚挚的歉意。如果这是一篇科学论文，引文将会比书稿还厚重。

最后，我要感谢癌症基因突变携带者这个大群体，不管是现在，还是在遥远的未来，他们分享癌症基因的大无畏气概，让我们得以更为深入透彻地了解遗传知识，把握未来。

附录 1

遗传性综合征

遗传性乳腺癌综合征

遗传性乳腺癌和卵巢癌综合征（HBOC）

相关基因：BRCA1 和 BRCA2。

相关癌症：乳腺癌、卵巢癌、男性乳腺癌、前列腺癌、胰腺癌、结肠癌、胃癌和黑色素瘤。BRCA2 基因突变同时还与一种癌症综合征，即范可尼贫血症有关。

表明有 HBOC 的模式包括：

- 在 45 岁以前便被确诊为乳腺癌。
- 已罹患卵巢癌，不管年纪如何。
- 有男性乳腺癌的个人或家族史。
- 在 60 岁或 60 岁之前确诊为三阴性乳腺癌。
- 罹患胰腺癌或前列腺癌，并且多名家族成员罹患有乳腺癌、卵巢癌、前列腺癌或胰腺癌。
- 50 岁或 50 岁之前便已罹患乳腺癌，且还有其他家人已罹患乳腺癌。

- 已罹患乳腺癌，不管年纪如何。并且：
  - ▲ 有一名家族成员在 50 岁或 50 岁之前便罹患乳腺癌，或有家人是卵巢癌患者。
  - ▲ 多名家族成员罹患有乳腺癌、胰腺癌或前列腺癌。
  - ▲ 有德系犹太人血统。

李 - 佛美尼综合征

相关基因：TP53。

相关癌症：乳腺癌、软组织肉瘤、骨肉瘤、脑肿瘤（主要是脉络膜神经胶质瘤和神经胶质瘤）、结肠癌、胰腺癌、前列腺癌、皮肤癌、肾上腺皮质癌、血液恶性肿瘤（主要是白血病）和卵巢肿瘤。

李 - 佛美尼综合征患者对射线敏感，遭受外部射线时患癌风险会增加。

表明有李 - 佛美尼综合征的模式包括：

- 35 岁或 35 岁之前便已罹患乳腺癌。
- 与李 - 佛美尼综合征相关，且个人患癌或有家族史（如上所列），尤其是在年少时便已患癌。

ATM

相关癌症：乳腺癌和胰腺癌。可能有前列腺癌、黑色素瘤、口腔癌、喉癌、子宫内膜癌和血液恶性肿瘤，大多都跟携带有一个遗传基因突变（被称为杂合突变）的 ATM 有关。具有两个 ATM 基因突变（纯合突变）的人将发展成一种罕见的严重遗传状况，被称为共济失调毛细血管扩张症。这种情况通常发生在儿童期，并伴有运动障碍、免疫缺陷，并且一生中罹患恶性肿瘤的风险增高。具有纯合 ATM 突变的人对辐射敏感，并且辐射会增加恶性病变风险（目前尚不清楚具有杂合 ATM 基因突变的人是否对辐射敏感）。

目前还未建立 ATM 基因突变模式。患有早发性乳腺癌的个人或有早发性乳腺癌家族史的人群应将 ATM 检测作为遗传性癌症倾向检测系统的一部分。有共济失调毛细血管扩张症的个人或有共济失调毛细血管扩张症家族史的人还应考虑做 ATM 基因检测。

BARD1、BRIP1、MRE11A、RAD50、RAD51C、RAD51D

相关癌症：乳腺癌以及可能的卵巢癌。BRIP1 和 RAD51C 也与范可尼贫血综合征有关。

目前还没有为BARD1、BRIP1、MRE11A、RAD50、RAD51C 或 RAD51D 建立模式。有早发性或家族性乳腺癌和（或）卵巢癌的个人或有早发性或家族性乳腺癌和（或）卵巢癌家族史的人群应考虑将这些基因作为遗传性癌症倾向检测流程的一部分。

CHEK2

相关癌症：乳腺癌、结肠癌和前列腺癌，以及可能的卵巢癌、甲状腺癌和肾癌。

目前还未确定 CHEK2 的基因突变检测标准。患有乳腺癌的个人和（或）有家族史的人群，尤其是结肠癌患者，应考虑检测该基因，因为这是遗传性癌症易感基因检测流程的重要组成。CHEK2 基因突变也可能导致晚发性乳腺癌。

NBN

相关癌症：乳腺癌和可能的卵巢癌。

仅携带有一个 NBN 突变的个体才会出现此类状况。有两个 NBN 突变的人将发展为 Nijmegen 断裂综合征，这是一种严重的遗传状况，其特征是身材矮小、小头畸形、认知和发育障碍、恶性病变风险有所增加。

目前 NBN 基因突变的检测标准还未建立。患有早发性或家族性乳腺癌和（或）卵巢癌的患者，应考虑将此基因的检测作为遗传性癌症易感基因检测流程的一部分。

PALB2

相关癌症：乳腺癌、胰腺癌和可能的卵巢癌。

PALB2 突变也与范可尼贫血综合征有关。

目前还未建立 PALB2 检测标准。个人和（或）有家族史的人群如有罹患乳腺癌和（或）胰腺癌，特别是有着早发性乳腺癌病史，应考虑对这个基因进行检测，以作为遗传 - 癌症 - 易感基因流程的重要组成部分。

考登综合征

相关基因：PTEN。

相关癌症：乳腺癌、甲状腺癌（特别是滤泡型甲状腺癌）、子宫内膜癌、结肠癌和肾癌。

患有考登综合征的个体也可能出现许多其他良性临床表现，包括甲状腺结节和甲状腺肿、皮肤问题，以及子宫肌瘤。PTEN 基因突变还与 Bannayan-Riley-Ruvalcaba 综合征（BRRS）以及变形杆菌综合征（与包括肠息肉和出生缺陷在内的多种临床问题有关的遗传综合征）有关。

表明有考登综合征的模式包括：

• 有 BRRS 或变形杆菌综合征的个人或家族史。

- 有自闭症和大头畸形（大头围：女性 58 厘米或男性 60 厘米）。
- 具有与考登综合征相关的皮肤特征的个体。
- 有 Lhermitte-Duclos 病，这是一个可在考登综合征中见到的脑部问题。
- 满足多个主要标准（见下文；其中之一必须是巨头畸形）。
- 满足 3 个主要标准（并未出现巨头畸形）。
- 满足 1 个主要标准和 3 个以上的次要标准。
- 满足 4 个以上的次要标准。

主要标准	次要标准
· 乳腺癌 · 子宫癌 · 滤泡性甲状腺癌	· 自闭症谱系障碍 · 结肠癌 · 3 种以上的食管糖原性棘层肥厚
· 多发性胃肠道错构瘤或神经节瘤 · 小头畸形 · 龟头阴茎的黄斑色素沉着 · 皮肤问题，包括毛囊瘤、掌跖角化病、口腔乳头状瘤或多发性面部皮肤丘疹	· 脂肪瘤 · 智力障碍 · 乳头状或滤泡型甲状腺乳头状癌 · 甲状腺结构病变（如腺瘤、结节、甲状腺肿） · 肾细胞癌 · 单一的胃肠道错构瘤或神经节细胞瘤 · 睾丸脂肪瘤 · 血管异常，如动静脉畸形或血管瘤

遗传性大肠癌综合征

家族性腺瘤性息肉病（FAP）

相关基因：APC。

相关癌症：息肉病、结肠癌、十二指肠癌、胃癌、小肠癌、胰腺癌、甲状腺癌、中枢神经系统（CNS）癌症、硬纤维瘤（可在体内任何地方发生的良性纤维肿瘤），以及 5 岁以下的肝母细胞瘤。

表明有 FAP 的模式包括：

- 有超过 10 个腺瘤（癌前期型）结肠息肉。

- 有硬纤维瘤，不管年龄如何。

- 有肝母细胞瘤。

- 可能不会观察到息肉病或癌症家族史，因为 20%~25% 的 FAP 是由新的基因突变所引起，只影响一位家人。

遗传性弥漫性胃癌（HDGC）

相关基因：CDH1。

相关癌症：弥漫性胃癌和小叶乳腺癌，以及可能的结直肠癌。

表明有 HDGC 的模式包括：

- 家中有 2 名胃癌病例，其中 1 名家庭成员在 50 岁之前确诊。

- 一级或二级亲属中有 3 名罹患胃癌，不管年龄如何。

- 40 岁之前被诊断为弥漫性胃癌。

- 同时患弥漫性胃癌和小叶乳腺癌。

- 个人和（或）家族中至少有一位曾在 50 岁之前被诊断为弥漫性胃癌和小叶乳腺癌。

林奇综合征（也称为遗传性非息肉病结肠癌综合征或 HNPCC）

相关基因：MLH1、MSH2、MSH6、PMS2 和 EPCAM。

相关癌症：结肠癌、子宫内膜癌、卵巢癌、胃和小肠癌、中枢神经系统（CNS）癌、胰腺癌、膀胱 / 输尿管癌、肾癌、皮脂腺皮肤和肿瘤，以及可能的乳腺癌。

表明有林奇综合征的模式包括：

- 有对林奇综合征错配修复（MMR）蛋白质进行异常免疫组织化学（IHC）分析的任何结直肠癌或子宫内膜癌。IHC 分析是针对被林奇综合征基因产生的蛋白质"染色"的肿瘤所进行的检测。如果 IHC 检测正常（即蛋白染色阳性），则表明林奇综合征基因工作正常，因而有了蛋白。如果 IHC 检测异常（即染色缺失），则表明制造这些蛋白或出现了问题，并且基因不能正常工作，说明诊断出结果为林奇综合征。

- 年龄小于 60 岁的带有微卫星高（MSI-H）组织学诊断的结肠直肠癌患者（当林奇综合征基因工作不正常，在不稳定的 DNA 中可产生多个微小"错配"问题，使得在肿瘤中可检测到 DNA 序列中的许多重复；这明显表明该人患有林奇综合征）。

- 大肠癌、卵巢癌或 50 岁之前便被诊断为子宫癌。

- 有多种与林奇综合征相关的癌症。

- 在 50 岁前被诊断为有林奇综合征相关肿瘤，且在一级亲属中发现了结直肠癌。

- 患有林奇综合征相关肿瘤，不管年龄如何，且有多个一级或二级亲属被诊断为结直肠癌。

多发性腺瘤性息肉病（MAP）

相关基因：MUTYH。

相关癌症：息肉病和结直肠癌，以及可能的乳腺癌、上消化道癌症和子宫内膜癌。

当 MUTYH 基因的两个拷贝均损坏（发生突变）时引起 MAP。当只有一个拷贝损坏时，此人被认为是 MUTYH 基因改变的"携带者"。有关 MUTYH 携带者患癌风险的信息目前很少且相互矛盾。最新研究表明，携带 MUTYH 基因或会导致罹患直肠癌的风险升高两倍。女性携带者，尤其是有北非犹太血统的女性携带者，乳腺癌的风险可能高达 1.5 倍。MUTYH 基因突变的携带者也有可能将该突变传递给孩子。由于 MAP 以常染色体隐性方式进行遗传（基因的两个拷贝均损坏且遗传自携带者父母），即便没有息肉病或癌症家族史，也可能得 MAP。

表明有 MAP 的模式包括：

- 40 岁或 40 岁之前便已罹患早发性结直肠癌。
- 不是 FAP，但有息肉病。
- 有结直肠癌和（或）息肉病的个人和家族史。

Peutz-Jeghers 综合征

相关基因：STK11。

相关癌症：乳腺癌、结肠癌、胃癌、小肠癌、胰腺癌、卵巢癌、宫颈癌、子宫内膜癌、肺癌和睾丸肿瘤。

患有 Peutz-Jeghers 综合征的人会有 Peutz-Jeghers 型息肉（即病理学家会检查并报告息肉为 Peutz-Jeghers 型）。患者的嘴唇、嘴和牙龈通常会有特殊的染色和（或）"雀斑"，脚底和手掌也会有染色 / 雀斑。

表明有 Peutz-Jeghers 综合征的模式包括：

- 医生告诉你，你有 Peutz-Jeghers 型息肉。
- 口腔、嘴唇、鼻子、眼睛、牙龈、生殖器、手或脚有染色或雀斑。
- 个人或家族史有与 Peutz-Jeghers 综合征相关的癌症和临床特征。

青少年息肉综合征

相关基因：BMPR1A 和 SMAD4。

相关癌症：息肉病、结肠癌、胃癌、小肠癌和胰腺癌。

携带 SMAD4 突变的人也可能出现不同的遗传特征——遗传性出血毛细血管扩张症（HHT），其特征是皮肤和其他器官形成有异常血管（毛细血管扩张症），这可能会导致出血。

表明有青少年息肉综合征的模式包括：

- 任何患有幼年型息肉的个体（即病理学家检查并报告该肿瘤为幼年型息肉）。
- 个人和（或）家族史上有青少年息肉综合征相关癌症。
- 个人和（或）家族史上有息肉，以及（或者）有内出血史或剧烈和频繁的流鼻血史。
- 有遗传性出血性毛细血管扩张综合征（HHT）。

遗传性肾细胞癌综合征

遗传性平滑肌瘤病及肾细胞癌综合征（HLRCC）

相关基因：FH。

相关癌症：肾癌（最常见的是 2 型乳头状癌，但报道了一系列肾肿瘤）

和子宫平滑肌肉瘤，或有乳腺癌、膀胱癌、睾丸间质细胞瘤和胃肠道间质瘤（GISTs）。

HLRCC 患者也会在皮肤和子宫中形成一种良性肿瘤（称为平滑肌瘤）。皮脂瘤可以是肉色、红色或棕色，或会对感冒或触摸敏感。子宫平滑肌瘤也称为子宫纤维瘤。

目前还未建立 HLRCC 的检测标准，如若出现以下情况，应该考虑进行检测：

- 有多发性平滑肌瘤（即使单一活检表明有皮肤平滑肌瘤，也应考虑作进一步评估）。
- 有平滑肌瘤的个人和（或）家族史，以及肾癌的个人和（或）家族史。
- 有早发型 2 型乳头状肾细胞癌。

Birt-Hogg-Dubé 综合征

相关基因：FLCN。

相关癌症：肾癌（特别是嗜酸细胞瘤和嫌色症病理）和黑色素瘤。

Birt-Hogg-Dubé 综合征患者也有肺囊肿和自发性肺塌陷的风险（称为气胸），以及出现如纤维肉芽肿（鼻子上的皮疹）和其他独特的皮肤损伤这样的皮肤问题。

目前还未建立 Birt-Hogg-Dubé 综合征的检测标准，如若出现以下情况下，应考虑进行检测：

- 有纤维毛囊瘤（鼻子上有一个颠簸的皮疹）。
- 有诸如纤维黏液样纤维瘤或 Birt-Hogg-Dubé 综合征中常见的皮肤问题（毛盘瘤和软垂疣），特别是如果有 5 个或 5 个以上的面部 /

躯干病变，且其中至少有 1 个被证实为纤维肉芽肿。

- 有嗜铬细胞瘤或嫌色细胞型肾细胞癌。
- 有与 BHDS 相关的肾细胞癌和（或）皮肤问题。
- 有多肺囊肿。
- 有自发性肺衰竭的个人或家族史。

C-MET

相关基因：c-MET。

相关癌症风险：1 型乳头状肾细胞癌。

目前还未建立 c-MET 检测标准，如若出现以下情况下，应考虑进行检测：

- 有早发型 1 型乳头状肾细胞癌，不管是否有肾细胞癌家族史。
- 有乳头状肾细胞癌的个人和家族史。

希佩尔 - 林道综合征（VHL）

相关基因：VHL。

相关癌症：视网膜和中枢神经系统的成血管细胞瘤、透明细胞肾细胞癌、嗜铬细胞瘤、胰神经内分泌肿瘤和内淋巴囊肿瘤。

VHL 患者也可能会有胰腺和肾脏囊肿。

表明有 VHL 的模式包括：

- 血管网状细胞瘤、多发性肾囊肿、肾细胞癌、嗜铬细胞瘤或内淋巴囊肿瘤的个人或家族史。
- 在 50 岁之前被诊断为透明细胞肾细胞癌。

遗传性皮肤癌/梅拉诺马综合征

MITF

相关基因：MITF。

相关癌症：黑色素瘤和肾细胞癌。

目前还未建立 MITF 检测标准，但任何患有早发性黑色素瘤或早发性肾细胞癌的患者都应该考虑对 MITF 进行遗传风险评估，特别是如果有此癌症的个人和（或）家族史。

家族性非典型多发性黑色素瘤综合征（FAMMM）和 CDK4

相关基因：CDKN2A 和 CDK4。

相关癌症：黑色素瘤和非典型痣。对于 CDKN2A 突变或 FAMMM，乳腺癌和胰腺癌可能与之相关。

目前还未确定的 CDKN2A 或 CDK4 检测标准，但考虑到有遗传风险，如若符合以下任何标准，请对这些综合征进行评估：

- 在没有其他危险因素的情况下罹患有早发黑色素瘤（例如晒成棕褐色、有起泡晒伤的历史）。
- 3 名或 3 名以上的家族成员罹患有黑色素瘤，尤其是早发性的。
- 有许多非典型痣和（或）黑色素瘤的个人和（或）家族史。
- 黑色素瘤、乳腺癌和（或）胰腺癌的个人和（或）家族史，尤其是早发性的。

戈林综合征

相关基因：PTCH1。

相关癌症：基底细胞癌（特别是当皮肤受到日光照射，或遭受了辐射）、心脏和卵巢纤维瘤及髓母细胞瘤。

有戈林综合征的人可能会有更多临床问题，包括头部较大、骨骼异常和下巴囊肿。

表明有戈林综合征的模式包括：

- 有多发性或早发性基底细胞癌。
- 有戈林综合征特征性临床表现的个人或家族史，特别是如有多个特征和（或）是早发性的。

遗传性内分泌肿瘤预防综合征

遗传性嗜铬细胞瘤副神经节瘤综合征（PGL-PCC）

相关基因：SDHB、SDHD、SDHC、SDHA、SDHAF2、TMEM127 和 MAX。

相关癌症：嗜铬细胞瘤、副神经节瘤、肾细胞癌和胃肠道间质瘤（GIST）。

目前还未建立遗传性 PGL-PCC 的检测标准，但一些研究表明高达32% 的明显偶发性嗜铬细胞瘤或副神经节瘤可能是由潜在的遗传倾向所致。考虑对所有副神经节瘤或嗜铬细胞瘤病例进行遗传风险评估和检测，特别是如若出现以下任何情况：

- 有多发或双侧肿瘤。
- 有多灶性肿瘤。
- 有复发性肿瘤。
- 有早发性肿瘤。

多发性内分泌肿瘤 1 型（MEN1）

相关基因：MEN1。

相关癌症：甲状旁腺肿瘤、胰腺肿瘤、垂体肿瘤、类癌肿瘤（特别是胸腺和肺的支气管）和肾上腺皮质肿瘤。

非内分泌肿瘤，包括面部血管纤维瘤、胶原瘤、脂肪瘤、脑膜瘤、室管膜瘤，也可看到有平滑肌瘤。表明有 MEN1 的模式包括：

- 有与 MEN1 综合征所引起癌症相关的两种或多种肿瘤。
- 有与 MEN1 相关的一种或多种肿瘤，外加有与 MEN1 相关的肿瘤家族史，特别是如果肿瘤是早发性的。

多发性内分泌肿瘤 2 型（MEN2）

相关基因：RET。

相关癌症：甲状腺髓样癌和嗜铬细胞瘤。

表明有 MEN2 的模式包括：

- 有甲状腺髓样癌，无论年龄如果，有无家族史。
- 有与 MEN2 相关的 2 种或 2 种以上临床特征的个人或家族史，包括甲状腺髓样癌、嗜铬细胞瘤、嘴唇和（或）舌头的黏膜神经瘤、胃肠道神经节细胞瘤病和（或）原发性甲状旁腺功能亢进。

儿童遗传性肿瘤易感综合征

DICER1

相关基因：DICER1。

相关癌症：胸膜肺母细胞瘤卵巢性索间质肿瘤（Sertoli-Leydig 细胞瘤、

青少年颗粒细胞瘤、卵巢两性母细胞瘤）、囊性肾瘤、甲状腺肿瘤、睫状体髓母细胞瘤、葡萄状胚胎性横纹肌肉瘤、鼻软骨间叶错构瘤、肾肉瘤、垂体胚细胞瘤、松果体母细胞瘤。偶有肾母细胞瘤和神经母细胞瘤。

目前还未建立 DICER1 的测试标准，但任何人都应该考虑进行检测，具体如下：

- 有与 DICER1 突变相关的 2 种或 2 种以上癌症的个人和（或）家族史。
- 存在可疑的临床特征，尽管没有家族病史。

遗传性视网膜母细胞瘤

相关基因：RB1。

相关癌症：视网膜母细胞瘤和松果体瘤。

遗传性视网膜母细胞瘤的成年幸存者的多种恶性肿瘤风险升高，包括黑色素瘤、骨肉瘤和软组织肉瘤（主要是平滑肌肉瘤和横纹肌肉瘤）。受辐射治疗的 RB1 患者再次罹患恶性肿瘤的风险特别高。

表明有遗传性视网膜母细胞瘤的模式：

- 有视网膜母细胞瘤。
- 有双侧视网膜母细胞瘤。
- 有视网膜母细胞瘤家族史。

范可尼贫血综合征

相关基因：FANCA、FANCB、FANCC、BRCA2、FANCD2、FANCE、FANCF、FANCG、FANCI、BRIP1、FANCL、FANCM、PALB2、RAD51C 和 SLX4。

相关癌症：恶性血液病（特别是急性粒细胞白血病）、宫颈癌、肝肿瘤，以及头颈部、食管和外阴鳞状细胞癌。

范可尼贫血综合征患者可见许多额外的临床特征，包括身材矮小；出生缺陷；拇指或前臂、骨骼系统、眼睛、肾、尿道、耳朵、心脏、GI 系统和 CNS 的畸形；性腺功能低下；发育迟缓。许多患有范可尼贫血的人会发展为进行性骨髓衰竭。一些患有范可尼贫血并且没有外在临床特征的人，直到年成后出现血液学问题或鳞状细胞癌，才能被诊断出来。

表明有范可尼贫血的模式包括：

- 有综合征的临床特征。

- 有血小板减少症、白细胞减少症或进行性骨髓衰竭，无论家族史如何。

- 有早发性鳞状细胞癌。

注：未经诊断的范可尼贫血患者在癌症治疗期间或会对化疗敏感

神经纤维瘤病 1 型（NF1）

相关基因：NF1。

相关癌症：神经纤维瘤、丛状神经纤维瘤和视神经胶质瘤，或有乳腺癌。

表明有 NF1 的模式包括：

- 有 2 种或更多种神经纤维瘤，或有 1 种或多种丛状神经纤维瘤。

- 有 6 个或更多的咖啡牛奶斑胎记。

- 有腋窝雀斑（腹股沟或腋窝雀斑）。

- 有视神经胶质瘤。

- 有 2 个或更多 Lisch 结节（眼睛中的良性祛斑）。

- 有骨病变，如蝶骨发育不良或长骨皮质变薄。
- 有 NF1 家族史。

结节性硬化症（TSC）

相关基因：TSC1 和 TSC2。

相关癌症：脑、脊柱、肾或心脏肿瘤。

结节性硬化症患者可以有许多其他临床特征，包括特征性皮肤问题、肾囊肿以及骨囊肿。

表明有结节性硬化症的模式：

- 有结节性硬化症主要特征，或有 2 个或 2 个以上结节性硬化症次要特征。

肾母细胞瘤（Wt1）综合征：WAGR 综合征，Denys-Drash 综合征，Frasier 综合征

相关基因：WT1。

相关癌症：肾母细胞瘤。

表明有 WT1 的模式包括：

- 有异常早发的、双侧的或多中心的肾母细胞瘤。
- 有肾母细胞瘤的家族史。
- 与 WT1 相关的肾母细胞瘤患者，也可能有以下症状。
  - ▲ WAGR 综合征：肾母细胞瘤、无虹膜、生殖器异常、迟缓。
  - ▲ Denys-Drash 综合征：外生殖器畸形不全、早发性肾衰竭。
  - ▲ Frasier 综合征：外生殖器异常、局灶节段性肾小球硬化、性腺母细胞瘤。

贝克威思 - 威德曼（Beckwith-Wiedemann）综合征

相关基因：有一些独特的遗传机制导致了贝克威思 - 威德曼综合征，包括母亲 IC1 或 IC2 的甲基化、母亲 CDKN1C 突变、11p15.5 的父本单亲二倍体（UPD）以及 11p15.5 处的其他基因组改变。

相关癌症：肾母细胞瘤、肝母细胞瘤、成神经细胞瘤和横纹肌肉瘤。

贝克威思 - 威德曼综合征患者通常具有其他几种临床特征，包括增大的口腔和舌头、内脏器官膨大、乳头瘤、低血糖、耳廓凹陷 / 凹陷和肾异常。

任何表明有贝克威思 - 威德曼综合征临床特征的患者都应该做进一步评估。这种综合征通常在婴儿或儿童早期便能确诊。

黏液瘤综合征（Carney Complex）

相关基因：PRKAR1A。

相关癌症：黏液瘤、大细胞钙化塞尔托利细胞肿瘤、内分泌肿瘤、神经鞘瘤、生长激素产生性腺瘤。

黏液瘤综合征患者可能有其他几种临床特征，包括皮肤色素沉着异常、肾上腺皮质疾病、库欣综合征和甲状腺结节。

表明有黏液瘤综合征的模式包括：

- 具有特定分布的斑点性皮肤色素沉着（嘴唇、结膜、内眦或外眦、阴道和阴茎黏膜）。
- 皮肤、口腔、心脏、乳房、肾上腺、脑下垂体、睾丸、甲状腺和骨的特殊肿瘤。
- 蓝色痣（独特的蓝色胎记）。
- 严重的雀斑（没有深色色斑或典型分布）。
- 咖啡壶斑病或其他胎记。

- 心肌病。
- 藏毛窦。
- 库欣综合征病史、肢端肥大症或家族中有人猝死。
- 多个皮赘或其他皮肤损伤、脂肪瘤。
- 结肠息肉（通常伴有肢端肥大）。
- 高泌乳素血症（通常轻微，几乎总是与临床或亚临床肢端肥大症结合在一起）。
- 在年龄小于 18 岁的儿童身上出现甲状腺单个良性结节；在 18 岁以上的个体中（超声检查发现）出现多个甲状腺结节。
- 有癌症家族史，特别是甲状腺、结肠癌、胰腺癌和卵巢癌；有其他多种良性或恶性肿瘤。

横纹肌瘤易感性

相关基因：INI1 和 SMARCB1。

相关癌症：横纹肌样瘤（尤其是中枢神经系统非典型畸胎／横纹肌样瘤系统和恶性肾横纹肌样瘤），神经鞘瘤病。

表明有横纹肌样瘤倾向的模式包括：

- 恶性横纹肌样瘤。
- 神经鞘瘤病的个人和（或）家族史。

着色性干皮病（Xeroderma Pigmentosum）

相关基因：XPA、ERCC1、ERCC3、XPC、ERCC2、DDB2、ERCC4、ERCC5 和 POLH。

相关癌症：皮肤癌（基底细胞癌、鳞状细胞癌和黑色素瘤）。

表明有色素性干皮病的模式包括：

- 极度的阳光敏感（很少的阳光照射也会起泡和发红）。
- 2 岁前出现雀斑样色素沉着。
- 眼睛问题（对光线敏感、角膜炎、眼睑萎缩）。
- 渐进性神经系统问题。
- 早发性或多发性皮肤癌。

Shwachman-Diamond 综合征

相关基因：SBDS。

相关癌症：骨髓增生异常综合征和急性髓细胞白血病（AML）。

表明有 Shwachman-Diamond 综合征的模式包括：

- 血液学异常（最常见的是 MDS、AML、嗜中性粒细胞减少症和血细胞减少症），特别是如果还存在以下个人病史：
  - ▲ 胰腺功能障碍和（或）吸收不良、营养不良和生长障碍。
  - ▲ 骨骼异常。
  - ▲ 矮身材。
  - ▲ 重复感染。
- 胰脏问题、生长问题或血液异常的家族史。

戴 - 布二氏贫血（Diamond-Blackfan Anemia，DBA）

相关基因：在 DBA 中发生突变的多个基因，它们大都编码核糖体蛋白。RPS19 是最常见的突变基因（25% 的 DBA 患者会有此突变）。

相关癌症：骨髓增生异常综合征、急性骨髓性白血病（AML）和实体瘤，包括成骨肉瘤。

表明 Diamond-Blackfan 贫血的模式包括：

- 伴有正常白细胞和血小板的深度贫血。

- 出生缺陷（颅面、上肢、心脏和泌尿生殖器）。

- 生长迟缓。

- 非免疫性水肿胎儿的胎儿贫血。

- 出生缺陷或血液学异常的家族史。

先天性角化不良

相关基因：CTC1、DKC1、TERC、TERT、TINF2、NHP2、NOP10 和 WRAP53。

相关癌症：骨髓增生异常综合征、急性骨髓性白血病（AML）和实体瘤，包括头部和颈部的鳞状细胞癌与肛门生殖器癌症。

表明有先天性角化不良的模式包括：

- 有任何上述癌症。

- 指甲缺损或不成形。

- 上胸部和（或）颈部的蕾丝网状色素沉着。

- 口腔黏膜白斑（口腔特征性白斑）。

- 进行性骨髓衰竭。

- 肺纤维化。

- 其他色素沉着异常。

- 眼睛异常。

- 牙齿异常。

- 发育迟缓。

附录 2
遗传性癌症综合征的风险管理

遗传性癌症综合征的风险管理

遗传性癌症综合征	终身罹患癌症风险	当前管理指南（女性）	当前管理指南（男性）
遗传性乳腺癌和卵巢癌综合征（BRCA1, BRCA2）	· 女性乳腺癌（45%~87%） · 男性乳腺癌（BRCA1, 1%~1.2%; BRCA2, 6%~6.8%） · 卵巢癌（BRCA1, 40%; BRCA2, 18%） · 前列腺癌（20%~30%） · 胰腺癌（BRCA1, 1%~4%; BRCA2, 6%） · 黑色素瘤：上升 · 结肠癌和胃癌：上升	· 从 18 岁起开始有乳房"自我意识"（NCNN 的定义是：熟悉乳房，如发现有任何异常，随时向医生报告；NCNN 还指出乳房自我检查或有助于"促进"乳房自我意识） · 从 25 岁起，或比家中最年轻的乳腺癌患者确诊年龄早 5~10 年的时候，每 6~12 个月一次临床乳腺检查 · 25~29 岁期间，每年一次乳腺 MRI 筛查，或视最早被诊断为乳腺癌的家人情况而定（如果没有 MRI，可以考虑用乳腺 X 线检查）	· 35 岁开始做乳房自检教育与培训 · 从 35 岁开始每 6~12 个月做一次临床乳房检查 · 可考虑在 40 岁时做一次基准乳腺 X 线检查 · 有男性乳腺增生症（乳房外组织）或乳腺密度问题，可考虑每年做一次乳腺 X 线检查 · 从 40 岁起，或比家中最年轻的患者确诊年龄早 10 年，便开始每年一次前列腺癌筛查

遗传性癌症综合征	终身罹患癌症风险	当前管理指南（女性）	当前管理指南（男性）
遗传性乳腺癌和卵巢癌综合征（BRCA1, BRCA2）		· 30~75岁期间，乳腺X线检查或乳腺MRI，交替进行，每6个月一次。75岁之后，是否进行乳腺检查得视个人情况而定 · 预防性乳房切除术 · 考虑化学预防，如他莫昔芬、口服避孕药 · 考虑用于卵巢癌患者的PARP抑制剂 · 对已生育且到了35岁的女性，建议做降危的卵巢切除术（双侧输卵管卵巢切除术） · 可以考虑每6个月一次包含有阴道超声和CA-125的卵巢筛查 · 考虑每年都做针对黑色素瘤的皮肤科和眼科检查 · 目前并无针对结肠、胃或胰腺癌的监测或管理指南	· 目前还未建立结肠、胃或胰腺癌的管理指南

续表

遗传性癌症综合征	终身罹患癌症风险	当前管理指南（女性）	当前管理指南（男性）
李 - 佛美尼综合征（TP53）	任何癌症的终生风险： 30 岁时有 50% 60 岁时有 90% 肿瘤型的相对风险： 骨肉瘤（107%） 肉瘤（61%） 脑（35%） 胰腺（7.3%） 乳腺（6.4%） 结肠（2.8%） 肝脏（1.8%）	• 医生的年度体检，包括仔细的神经病学和皮肤科检查 • 高危乳腺癌监测 从 20~25 岁起，或比家中最年轻的乳腺癌患者确诊年龄早 10 年的时候，每 6~12 个月一次临床乳腺检查 从 20~25 岁起，每年都做乳腺 X 线检查和乳房MRI 筛查，或根据家庭最早发病年龄进行个性化筛查 年龄不到 30 岁的女性，可考虑只做乳腺 MRI，30 岁以后才加做乳腺 X 线检查（详情见下面的乳腺癌部分） 考虑预防性乳房切除术 • 高危大肠癌监测 在 25 岁以前，每 2~5 年一次结肠镜检查 • 脑肿瘤：每年一次脑部磁共振成像 • 软组织和骨肉瘤：每年一次快速全身磁共振成像	除了乳房监测，男性的筛查建议与女性相同

遗传性癌症综合征	终身罹患癌症风险	当前管理指南（女性）	当前管理指南（男性）
李-佛美尼综合征（TP53）		每6个月一次腹部和盆腔超声检查 · 黑色素瘤 每年一次皮肤病检查 · 白血病或淋巴瘤 每4个月一次血细胞计数 每4个月测一次红细胞沉降率、乳酸脱氢酶 **儿童** 肾上腺皮质癌 · 每3~4个月，做一次腹部和盆腔超声 · 每3~4个月，完成一次尿液分析 · 每4个月一次血液检查：β-人绒毛膜促性腺激素、甲胎蛋白、17 OH黄体酮、睾酮、脱氢表雄酮硫酸酯、雄烯二酮 脑肿瘤 · 每年一次脑部磁共振成像 软组织和骨肉瘤 · 每年一次快速全身磁共振成像 白血病或淋巴瘤 · 每4个月验一次血：全血细胞计数、红细胞沉降率、乳酸脱氢酶	

续表

遗传性癌症综合征	终身罹患癌症风险	当前管理指南（女性）	当前管理指南（男性）
ATM（杂合）突变 * 注：具有纯合（两个 ATM 基因均异常）的 ATM 基因突变患者称为共济失调毛细血管扩张综合征	· 乳腺（28%~50%） · 胰腺：增加，确切风险未知 · 或增加风险：前列腺癌、黑色素瘤、子宫内膜癌以及头颈部、血液系统恶性肿瘤	· 25~29 岁期间，或视最早被确诊的家人年龄情况而定，每年一次乳腺 MRI 筛查（如果不能用 MRI，可考虑乳腺 X 线检查） · 30~75 岁期间，乳腺 X 线检查或乳腺 MRI，交替进行，每 6 个月一次。75 岁以后，筛查是个性化的	· 目前还未建立具有杂合 ATM 基因突变的男性筛查或管理指南
BARD1, BRIP1, MRE11A, RAD50, RAD51C, RAD51D†	· 乳房（高达约 36%） · 卵巢癌：或增加（在 RAD51C 中为 9%，RAD51D 中为 10%，其他终身罹患癌风险未知）	考虑与医生讨论高风险的乳房和卵巢监测	目前还未建立男性筛查和管理指南
CHEK2（杂合突变）*	· 乳腺癌（20%~25%） · 结肠癌：增加 · 前列腺癌（27%） · 可能增加的风险：卵巢癌、甲状腺癌、肾癌	· 25~29 岁期间，或视最早被确诊的家人年龄而定，每年一次乳腺 MRI 筛查（如果无法用 MRI，可考虑乳腺 X 线检查） · 30~75 岁期间，乳腺 X 线检查或乳腺 MRI，交替进行，每 6 个月一次。75 岁以后，乳腺癌筛查应视个人情况而定	在 40 岁时，或比家中最年轻的患者确诊年龄早 10 多年，便考虑进行 DRE 和 PSA 的前列腺癌监测

遗传性癌症综合征	终身罹患癌症风险	当前管理指南（女性）	当前管理指南（男性）
NBN（杂合突变）*	乳腺癌（高达36%）或患卵巢癌	· 目前还未建立具有杂合性 NBN 基因突变的女性筛查和管理指南	目前还未建立具有杂合性 NBN 基因突变的男性筛查和管理指南
PALB2（杂合突变）*	乳腺癌（24%~48%）胰腺癌：增加或患卵巢癌	· 25~29 岁期间，或视家中最年轻的患者确诊年龄而定，每年一次乳腺 MRI 筛查（如果无法用 MRI，可考虑乳腺 X 线检查） · 在 30~75 岁期间，乳腺 X 线检查或乳腺 MRI，交替进行，每 6 个月一次。75 岁以后，视乳腺癌筛查情况而定 · 目前并无胰腺癌的监测或管理指南	目前还未建立具有杂合性 PALB2 基因突变的男性筛查和管理指南
Cowden 综合征（PTEN）	乳腺癌（50%~85%）甲状腺癌（10%~35%）子宫内膜癌（10%~28%）肾癌（高达 35%）结肠癌：增加	· 18 岁开始有乳房意识 · 从 25 岁起，或比家中最年轻的乳腺癌患者确诊年龄早 5~10 年的时候，每 6~12 个月一次临床乳腺检查 · 从 30~35 岁起，或比家中最年轻的乳腺癌患者确诊年龄早 5~10 年的时候，每年做一次乳腺 X 线检查和乳房 MRI。75 岁以后，乳腺癌筛查视个人情况而定	· 在 18 岁，或比家中最年轻的 Cowden 综合征患者确诊年龄早 5 年之前，每年一次综合体检。尤其要重视家人的甲状腺检查 · 诊治期间，每年都做甲状腺超声检查

遗传性癌症综合征	终身罹患癌症风险	当前管理指南（女性）	当前管理指南（男性）
Cowden 综 合 征（PTEN）		• 鼓励患者教育，并对可能的子宫内膜癌症状迅速作出反应 • 从 30~35 岁起，考虑每年做子宫内膜活检和（或）超声 • 探讨乳房切除术与子宫切除术的选择 • 从 18 岁起，或比家中最年轻的 Cowden 综合征患者确诊年龄早 5 年的时候，每年一次综合体检。尤其要重视家人的甲状腺检查 • 诊治期间，每年都做甲状腺超声检查 • 从 35 岁起，做结肠镜检查，除非出现症状或有亲属在 40 岁之前便已确诊；如患者出现症状或有息肉，每 5 年或更频繁地进行结肠镜检查 • 考虑进行皮肤病监测 • 考虑对在诊断和脑部MRI 中表现出症状的儿童进行精神运动评估	• 从 35 岁起做结肠镜检查，除非出现症状或有亲属在 40 岁之前便已确诊 • 如患者出现症状或有息肉，每 5 年或更频繁地进行结肠镜检查 • 考虑进行皮肤病监测 • 考虑对在诊断和脑部 MRI 中表现出症状的儿童进行精神运动评估

遗传性癌症综合征	终身罹患癌症风险	当前管理指南（女性）	当前管理指南（男性）
家族性腺瘤性息肉病（APC）	· 结肠癌（未经干预的话，至45岁是100%） · 小肠肿瘤（4%~12%） · 胃癌（1%） · 胰腺癌（2%） · 甲状腺癌（1%~12%） · 肝母细胞瘤（至5岁时是1%~1.6%） · 中枢神经系统肿瘤（约1%） · 硬纤维瘤（13%） · 胆管癌/肾上腺癌：增加	· 从10~15岁起，每年做结肠镜检查 · 结肠切除术的时机取决于什么时候发病，以及息肉病数 · 持续监测直肠和喉囊，频次取决于手术情况和息肉负荷 · 基于侧窥镜的上消化道内镜检查 · 青少年后期，每年一次甲状腺检查 · 对硬结瘤每年一次腹部触诊和体检；如有硬纤维瘤家族史，可考虑腹部MRI或CT扫描 · 如有任何异常肿块、肿块或疼痛，患者应告知医生 · 小于5岁的儿童，每3~6个月一次肝脏触诊、腹部超声和AFP水平检测 · 目前没有可供推荐的胰腺或CNS筛查指南	见女性管理指南

续表

遗传性癌症综合征	终身罹患癌症风险	当前管理指南（女性）	当前管理指南（男性）
遗传性弥漫性胃癌（CDH1）	· 胃癌（67%~83%） · 小叶性乳腺癌（39%~60%） · 或患结肠癌	· 诊断的同时便开始做内镜检查 · 预防性胃切除术 · 对未做胃切除术的患者，每年内镜检查对弥漫型胃癌有特殊的预防作用 · 始于 18 岁的乳房意识 · 从 25 岁起，或比家中最年轻的乳腺癌患者确诊年龄早 5~10 年的时候，每 6~12 个月一次临床乳房检查 · 从 30~35 岁起，或比家中最年轻的乳腺癌患者确诊年龄早 5~10 年的时候，每年一次乳腺 X 线检查和乳腺 MRI。75 岁后，乳腺筛查应视个人情况而定 · 40 岁时，或比家中最年轻的结肠癌患者确诊年龄早 10 年的时候，考虑做结肠镜筛查。结肠镜检查应每 3~5 年重复做一次	见女性管理指南

续表

遗传性癌症综合征	终身罹患癌症风险	当前管理指南（女性）	当前管理指南（男性）
林奇综合征（MLH1，MSH2，MSH6，PMS2，EpCAM）	· 女性结肠癌（30%~52%） · 男性结肠癌（50%~74%） · 子宫内膜癌（28%~71%） · 卵巢癌（9%~12%） · 胃癌（5%~8%） · 中枢神经系统肿瘤（3%） · 小肠肿瘤（1%~4%） · 胰腺癌（6%） · 膀胱/输尿管癌（1%~4%） · 肝胆管癌（1%~4%） · 肾癌：增加 · 乳腺癌：可能增加	对于 MLH1、MSH2 和 EPCAM 突变携带者： · 在 20~25 岁时，或比家族中最年轻的结肠癌患者确诊年龄早 2~5 岁的时候，做结肠镜检查，每 1~2 年重复一次 · 生育完后，考虑做降低风险的子宫切除术和卵巢切除（双侧输卵管卵巢切除术） · 目前并没支持子宫或卵巢癌筛查的足够证据，但可考虑临床医生的自由裁量权 · 目前并没支持胃、十二指肠和小肠癌筛查的明确证据。所选个体、家庭或亚裔可考虑从 30~35 岁，每 3~5 年一次包含十二指肠镜检的上消化道内镜检 · 在 25~30 岁时考虑每年一次尿液分析 · 在 25~30 岁时考虑每年一次身体/神经病学检查 · 目前还未建立胰腺癌或乳腺癌筛查指南	见女性管理指南

遗传性癌症综合征	终身罹患癌症风险	当前管理指南（女性）	当前管理指南（男性）
林奇综合征（MLH1，MSH2，MSH6，PMS2，EpCAM）		对于 MSH6 和 PMS2 突变携带者 · 在 20~25 岁时，或比家中最年轻的结肠癌患者确诊年龄早 2~5 年的时候，做结肠镜检查，每 1~2 年重复一次 · 生育完后，考虑做降危的子宫切除术和卵巢切除（双侧输卵管卵巢切除术） · 目前并没足够证据支持子宫或卵巢癌筛查，但可考虑临床医生的自由裁量权 · 据报道，其他林奇综合征相关癌症风险较低，但由于数据有限，目前尚无筛查建议	
黑斑息肉综合征（STK11）	· 乳腺癌（45%~50%） · 结肠癌（39%） · 胃癌（29%） · 小肠肿瘤（13%） · 胰腺癌（11%~36%） · 卵巢癌（18%~21%） · 宫颈癌（10%） · 子宫癌（9%）	· 从 25 岁起，每 6 个月一次临床乳腺检查 · 从 25 岁起，每年一次乳腺 X 线检查和乳腺 MRI · 青少年后期，每 2~3 年一次结肠镜检查 · 青少年后期，每 2~3 年一次上消化道检查	· 见女性管理指南 · 从 10 岁起，每年睾丸检查和女性化变化观察

遗传性癌症综合征	终身罹患癌症风险	当前管理指南（女性）	当前管理指南（男性）
黑斑息肉综合征（STK11）	· 肺癌（15%~17%） · 睾丸癌：增加	· 在8~10岁时，患者开始做时用CT扫描或行MRI肠造影做小肠筛查，接下来视年龄情况再不定期检查。然后从18岁开始，每2~3年检查一次 · 从30~35岁起，每1~2年做一次磁共振胰胆管成像或内镜超声 · 从18~20岁起，每年一次盆腔检查和PAP涂片 · 考虑做阴道超声检查 · 目前并没针对肺癌的筛查建议；考虑戒烟	
幼年型息肉病综合征（BMPR1A、SMAD4）	· 结肠癌（40%~50%） · 胃癌（如有显著息肉病，则为21%） · 小肠肿瘤：增加 · 胰腺癌：增加	· 从15岁起，结肠镜检查；如有息肉，每年一次。如没息肉，每2~3年一次 · 从15岁起，上消化道内镜检查；如有息肉，每年一次。如没息肉，每2~3年一次 · 对SMAD4基因突变的个体，从出生的头6个月便开始做遗传性出血性毛细血管扩张症的血管病变筛查 · 目前并没针对小肠或胰腺癌的筛查和管理指南	见女性管理指南

续表

遗传性癌症综合征	终身罹患癌症风险	当前管理指南（女性）	当前管理指南（男性）
遗传性平滑肌瘤病 - 肾细胞癌综合征（FH）*	· 肾癌（高达 20%） · 平滑肌肉瘤：增加 · 或有乳腺癌、膀胱癌、睾丸间质细胞瘤和胃肠道间质瘤	· 建议每 2 年进行一次全身皮肤检查以评估患病程度，并评估平滑肌肉瘤的发生、发展情况 · 建议每年进行一次妇科会诊以评估子宫肌瘤的严重程度，并评估平滑肌肉瘤的发生发展情况 · 对于初始基线正常，或后续做了腹部 MRI 或 CT 扫描的，无论是否有对照，建议每年进行腹部 MRI 或 CT 扫描。或得做 MRI，是因为 CT 扫描能延长生存期 · 无论有无对照，任何先前检出的可疑肾脏病变（不确定病变、存疑或有复杂囊肿）应再做 CT 扫描。肾超声检查有助于囊性病变的定性诊断。可加做 PET-CT 扫描，以确认代谢活动损伤是否引发了恶性增殖 注意：单凭超声波检查是不够的 · 肾肿瘤应由熟悉 HLRCC 肾癌的泌尿外科医师进行评估	见女性管理指南

续表

遗传性癌症综合征	终身罹患癌症风险	当前管理指南（女性）	当前管理指南（男性）
Birt-Hogg-Dubé Syndrome（FLCN）*	· 肾癌（高达34%） · 黑色素瘤：增加	· 从18岁起，每年都做针对肾癌筛查的盆腔MRI检查 · 直径小于3厘米的肾肿瘤通过定期成像进行监测。当最大的肾肿瘤的直径最大达3厘米时，由泌尿外科医师进行评估。考虑做保留肾单位手术，是合适的	见女性管理指南
c-Met（杂合突变）†		目前还未就C-Met突变筛查和治疗指南达成共识考虑与医生一起讨论肾癌筛查方案	见女性管理指南
希佩尔·林道综合征（VHL）	· 肾癌（25%~60%） · 中枢神经系统血管网状细胞瘤（13%~72%） · 视网膜血管网状细胞瘤（25%~60%） · 内淋巴囊肿瘤（15%） · 嗜铬细胞瘤（10%~20%） · 胰腺囊肿/病变（35%~70%） · 附睾的囊腺瘤（25%~60%）	· 从1岁起，每年都对神经症状、视力问题或听力障碍进行评估 · 从1岁起，每年都对眼球震颤、斜视（凝视障碍）或白色瞳孔进行检查 · 从1岁起，每年都做血压监测 · 从1岁起，每年都做间接检眼镜的眼科检查 · 从5岁起，每年都做血或尿分馏的甲氧肾上腺素	见女性管理指南

续表

遗传性癌症综合征	终身罹患癌症风险	当前管理指南（女性）	当前管理指南（男性）
希佩尔·林道综合征（VHL）	阔韧带的囊腺瘤（10%）	·从 5 岁起，每 2~3 年一次听力学评估（如有听力损失、耳鸣或眩晕，每年做一次） ·从 16 岁起，每年一次腹部超声，以及每 2 年一次腹部 MRI 扫描 ·从 16 岁起，每年一次大脑 MRI，每 2 年一次总脊柱 MRI，并关注内耳 / 颞骨和后颅窝	
MITF（杂合突变）[†]	·黑色素瘤：增加 ·肾细胞癌：增加 具有 p.E318K 突变的个体的黑色素瘤或（和）RCC 风险增加了 5 倍以上	目前尚未建立杂合性 MITF 突变的筛查和管理指南 考虑与医生讨论肾癌和皮肤科检查的筛选方案	见女性管理指南
家族性非典型多痣黑色素瘤综合征（FAMMM）/ CDKN2A（杂合突变）[†]	·黑色素瘤（28%~67%） ·胰腺癌（17%~58%）	目前尚未建立杂合性 P16 突变的筛查和管理指南 考虑与医生讨论皮肤科检查	见女性管理指南
CDK4（杂合突变）[†]	·黑色素瘤（74%）	目前尚未建立杂合性 CDK4 突变的筛查和管理指南 考虑与医生讨论皮肤科检查	见女性管理指南

遗传性癌症综合征	终身罹患癌症风险	当前管理指南（女性）	当前管理指南（男性）
Gorlin 综 合 征（PTCH1）*	· 基底细胞癌：显著增加 · 髓母细胞瘤（1%~5%） · 心脏纤维瘤（约 2%） · 卵巢肌瘤（约 20%）	· 童年时期应持续做头围测量 · 临床上有明显出生缺陷的，应做基线体检 · 用 X 线评估肋骨和脊椎异常及大脑镰钙化 · 如有白内障和发育缺陷，应做眼科检查 · 出生后的第一年，用超声心动图来评估心脏纤维瘤 · 在 8 岁以后，每 12~18 个月做一次正射影像图 · 至少每年一次皮肤科检查	见女性管理指南
遗传性嗜铬细胞瘤副神经节瘤综合征（SDHB、SDHD、SDHC、SDHA、SDHAF2、TMEM127、MAX）	· 副神经节瘤（高达 100%） · 嗜铬细胞瘤（高达 100%） · 胃肠道间质瘤增加，特别是 SDHA、SDHB 和 SDHD · 肾细胞癌增加，特别是 SDHB	· 应于 10 岁，或比家中最年轻患者确诊年龄至少早 10 年的时候，便开始进行筛查 · 24 小时尿甲氧肾上腺素和儿茶酚胺和（或）血清甲胎蛋白 · 如果甲肾上腺素或儿茶酚胺水平升高，则再通过 MRI、CT 扫描、123I-MIBG 或 FDG-PET 做影像检查	见女性管理指南

遗传性癌症综合征	终身罹患癌症风险	当前管理指南（女性）	当前管理指南（男性）
遗传性嗜铬细胞瘤副神经节瘤综合征（SDHB、SDHD、SDHC、SDHA、SDHAF2、TMEM127、MAX）		· 每 2 年用 MRI 或 CT 扫描一次颅底和颈部，对于有 SDHD 或 SDHC 突变的，每 4 年用 MRI 或 CT 扫描，以及 123I-MIBG 进行人体显像 · 每 2 年便用 MRI 或 CT 扫描一次腹部、胸部和骨盆，当特别是肾脏中出现 SDHB 突变的时候，每 4 年用 ^{123}I-MIBG 进行一次显像	
多发性内分泌腺瘤 1 型（MEN1）	· 甲状旁腺癌（至 50 岁时大约 100%） · 垂体肿瘤（10%~60%） · 胰腺 /GEP 肿瘤（30%~80%） · 类癌（10%） · 肾上腺皮质肿瘤（20%~40%） · 脑膜瘤（约 8%） · 室管膜瘤（1%）	· 从 5 岁起，每年检测一次血清中催乳素、胰岛素样生长因子 -1、空腹血糖和胰岛素的浓度 · 从 8 岁起，每年检测一次其他胰腺神经内分泌肿瘤的年空腹血清总钙浓度、嗜铬粒蛋白 A、胰多肽、胰高血糖素、血管活性肠肽水平 · 从 20 岁起，每年检测一次空腹血清胃泌素浓度 · 考虑每年都做空腹的完整（全长）PTH 血清浓度 · 从 5 岁起，每 3~5 年做一次头部 MRI	见女性管理指南

遗传性癌症综合征	终身罹患癌症风险	当前管理指南（女性）	当前管理指南（男性）
多发性内分泌腺瘤 1 型（MEN1）		• 20 岁时，每 3~5 年做一次腹部 CT 扫描或 MRI 检查 • 考虑每年一次胸部 CT 扫描 • 考虑每年一次生长抑素受体显像奥曲肽扫描	
2 型多发内分泌肿瘤（RET）	• 甲状腺髓样癌（95%~100%） • 嗜铬细胞瘤（50%）	• 视突变情况，决定是否做预防性甲状腺切除术（切除甲状腺） • 甲状腺未切除者，每年做一次生化甲状腺筛查 • 对于有 MEN2B 突变的患者，从 6 岁开始每年做一次血清降钙素水平测定；对于有 MEN2A 或 FMTC 的患者，从 3~5 岁开始每年做一次血清降钙素水平测定 • 对甲状腺切除术后的所有患者，每年做一次血清降钙素水平测定 • 从 8 岁起，每年一次嗜铬细胞瘤的生化筛查，如果生化筛查异常，还得再做 MRI 或 CT 扫描 • 未做甲状旁腺切除术的患者，每年都要做一次生化甲状旁腺筛查	见女性管理指南

遗传性癌症综合征	终身罹患癌症风险	当前管理指南（女性）	当前管理指南（男性）
DICER1（杂合突变）*	任何癌症的终生罹患风险：女性约为 50%、男性约为 20%。胸膜肺母细胞瘤、卵巢性索间质瘤、囊性肾瘤、甲状腺结节性增生、睫状体髓质上皮瘤、葡萄胎型胚胎横纹肌肉瘤、鼻软骨间叶错构瘤、垂体母细胞瘤和松果体母细胞增多。确切的终身罹患风险未知。肿瘤的发病年龄因人而异	基于肿瘤类型、患者年龄和可疑的临床症状，考虑每年做一次带有影像的体检和有针对性的系统检查 考虑开始做胸部 CT 扫描，以评估肺囊肿 (PPB 的主要年龄层是 3 岁以下) 对于诊断为 PPB 的患者，考虑用肾脏 CT 扫描或超声检查 考虑每年做一次腹部检查，以及疼痛或肿胀监测，特别是对小于 4 岁的患者 每 3~5 年进行一次甲状腺超声检查 考虑对出现性早熟或男性化体征或症状的任何年龄段女性进行针对腹部或盆腔的检查 考虑做腹部和盆腔成像 考虑做卵巢间质瘤的实验室检查 考虑对儿童眼部和眼眶的目视检查和视力测量来评价儿童睫状体髓质上皮瘤 考虑内镜评估膀胱，或对于有血尿或异常阴道出血的潜在葡萄状胚胎性横纹肌肉瘤的患者进行宫颈可视化检查	见女性管理指南

遗传性癌症综合征	终身罹患癌症风险	当前管理指南（女性）	当前管理指南（男性）
DICER1（杂合突变）*		当涉及 NCMH，考虑做鼻内镜检查 考虑为垂体母细胞瘤或松果体细胞瘤做脑 MRI，尤其是当出现皮质过度或颅内压增高的时候	
遗传性视网膜母细胞瘤（RB1）	· 视网膜母细胞瘤：增加 · 松果体母细胞瘤：稀有，但增加 · 成人的第二种恶性肿瘤：增加，特别是黑色素瘤和肉瘤，尤其是接受了放射治疗的人	· 已有 RB1 种系突变的人须每 3~4 周做一次麻醉后的眼科检查，直到 6 个月；然后频次变少，做到 3 岁；接着，每 3~6 个月进行一次临床眼科检查，直到 7 岁；再就一两年做一次 · 有潜在 RB1 突变风险的人（例如，有视网膜母细胞瘤病史的儿童），若 RB1 基因突变检测为阴性，应考虑出生后不久就由熟悉视网膜母细胞瘤的眼科医生进行检查，并应在儿科常规检查时，注意视网膜红反射 · 目前尚未建立遗传性视网膜母细胞瘤成年患者罹患其他癌症的监测和管理指南；考虑每年都做皮肤科评估并及时报告任何肿块或疼痛情况，以供医生进一步评估	见女性管理指南

遗传性癌症综合征	终身罹患癌症风险	当前管理指南（女性）	当前管理指南（男性）
范科尼贫血	50 岁时的累积发病率 · 恶性血液病（10%~30%） · 骨髓衰竭（90%） · 头颈部皮肤、胃肠道和生殖道鳞状细胞肿瘤（25%~30%）	· 监测生长发育和青春期发育情况，并与内分泌专家保持联系 · 如需要，每 2~3 个月或更频繁地进行血液计数 · 至少每年一次骨髓抽吸/活检 · 接受雄激素治疗的人：每隔 6~12 个月定期监测肝化学特征情况和超声检查 · 从月经初潮或 16 岁起（以更早者为准），开始做妇科检查和子宫颈抹片检查 · 频繁进行口腔和口咽检查，包括从 10 岁开始的鼻咽镜检查 · 考虑每年都做食管内镜检查	见女性管理指南
1 型神经纤维瘤病（NF1）	· 神经纤维瘤：显著增加 · 乳腺癌（高达 60%）	· 每年体检 · 在儿童期每年都做眼科检查，年龄较大的儿童和成人的频次可少一些 · 定期做儿童期的发育情况评估 · 定期血压监测 · 目前 NF1 乳腺癌患者的筛查指南并未达成共识	见女性管理指南

* 目前并未就该综合征的临床监测和管理达成全面共识。然而，各种临床组织基于一些综合征的临床表现，已经制定出了一些监测和（或）管理指南。在此列出这些指南。

† 目前尚无临床监测或管理指南。应根据个人和（或）家族病史和临床情况来进行监测和管理。

资　源

癌症和遗传学概述信息

注意：只是大量网络资源节选。

美国癌症协会

美国癌症协会网站有许多与癌症相关的材料，以及最新的遗传学和患者支持信息。

www.cancer.org

癌症和职业

该网站发表了许多关于在工作场所进行癌症诊疗的问题。包括与雇主讨论诊断策略、寻找必要的休假时间和保险、旅行，以及关于如何在癌症诊疗过程中"保持仪表"的建议。

www.cancerandcareers.org

遗传联盟

遗传联盟是一个非营利组织，倡导患者在遗传健康问题上的权利，并提供信息。

www.genticalliance.org

遗传家庭参考

这是一个为遗传综合征患者提供详细解释的网站。里面还有其他网址和资源。

http://ghr.nlm.nih.gov

癌症 101

这是一个患者倡导组织，为患者和护理人员提供工具和资源，帮助患者掌握癌症情况，做出明智的医疗决策。这个网站的亮点是 C101 规划者，它赋予患者信息权，以让患者管控自己的诊治情况，并帮助患者行事有条不紊。

www.cancer101.org

癌症支持社区

完全免费和非营利性的癌症支持社区，提供互助小组、人际关系网、讲座、研讨会和社交活动，在非住宅区的温馨环境中开展活动。如果你自己、家人或朋友罹患有癌症，请仔细浏览本网站，找到一个能为你提供合适社交和情感支持的计划。

http://www.cancersupportcommunity.org

美国国家遗传咨询师协会

本网站提供遗传咨询以及许多信息，包括如何在附近找到遗传咨询师。

http://www.nsgc.org

遗传性乳腺癌和卵巢癌综合征（HBOC）

这些网址对那些有遗传性乳腺癌或卵巢癌的其他基因突变（如PALB2、CHEK2、ATM 和 Lynch 综合征）患者十分有用。

正视癌症风险（FORCE）

FORCE 是支持和宣传遗传性乳腺癌和卵巢癌的网站。

www.facingourrisk.org

BRCA 积极决策指导工具

BRCA 积极决策指导工具是一个优秀的在线交互工具，让携带有BRCA 突变的女性，在不同年龄采取不同预防措施后的生存机会情况一目了然。

http://brcatool.stanford.edu/brca.html

Bright Pink

Bright Pink 是一个专门针对有 BRCA 突变的年轻女性的组织。网站提供在线社交、互助小组以及有关筛查和预防性手术的信息，同时，还有在BRCA 检测结果为阳性后的看护技巧。

www.bebrightpink.org

乳房重塑

该网站为考虑乳房切除术和乳房重建的患者提供相关的流程和选项的信息。除此之外，还提供了有关保险的信息、女性经历博文，以及围绕此问题的其他资源。

www.breastrecon.com

男性乳腺癌意识（His Breast Cancer Awareness）

该网站和组织提供了关于男性乳腺癌的信息。这个网址是由男性乳腺癌幸存者哈维·辛格（Harvey Singer）和他的妻子共同发起的，目标是为男性提供有关乳腺癌预防和治疗的信息。

www.hisbreastcancer.org

约翰·尼克基金会（John W. Nick Foundation）

此组织致力于男性乳腺癌。

www.johnwnickfoundation.org

男性乳腺癌（Male Breast Cancer）

这是一个澳大利亚网站，专门为罹患乳腺癌的男性及其家人和朋友服务。该网站提供有关男性乳腺癌真相、治疗方案和术后生活情况的最新信息。

http://breastcancerinmen.canceraustralia.gov.au

抗击乳腺癌（Men Against Breast Cancer）

当有亲人患乳腺癌，可以找到有效的策略来进行诊治。

www.menagainstbreastcancer.org

全国卵巢癌联盟（NOCC）

NOCC 网站为关注卵巢癌的人提供教育和支持。

www.ovarian.org

卵巢癌降危手术：决策资源

本书由玛格丽特·戴森家庭风险评估计划和福克斯·蔡斯癌症中心编写。主题包括了解你患卵巢癌的风险、考虑降危手术、如果做手术需要知道什么、如果不做手术需要知道什么，以及两性方面的问题。可通过发邮件给 surgerybook@fccc.edu 或者通过在 www.fccc.edu/mobile/rap-book/Ovarian-Cancer-Risk-Reducing-Surgery.html 上查看 PDF 文件，来免费获取此书。

Hystersisters

HysterSisters 是一个网站，提供有关良性和癌性子宫切除术和卵巢切除术的信息。除了手术前后的信息外，该网站还有在线支持论坛、聊天室，以及其他女性的经历遭遇。

www.hystersisters.com

预防性乳房切除术视频系列

由《魅力》（*Glamour*）杂志开发，这个系列视频介绍了一位 BRCA1 基因突变检测为阳性的 28 岁喜剧演员凯特琳·布洛德尼克（Caitlin Brodnick）。凯特琳决定接受预防性双乳切除术。可以在这部纪录片中跟随她的脚步，一览整个过程。此视频可在 YouTube 上看到。

www.youtube.com/watch?v=czyflOctVQM

Sharsheret

Sharsheret 是全国癌症幸存者组织，致力于解决面临乳腺癌的年轻犹太女性的特殊隐忧。Sharsheret 已对来自医疗保健专家、犹太人组织、妇女组织、受乳腺癌影响女性的亲友，以及受乳腺癌影响的女性本人的数千个电话作出了回应。Sharsheret 为支持年轻女性和教育医疗保健专家所作的努力，已得到了诸多大奖和重要媒体的争相报道。

www.sharsheret.org

姐妹网络公司

姐妹网络公司是国家非裔美国人乳腺癌幸存者组织。它为罹患乳腺癌的非裔美国女性提供信息和支持，并为尚未罹患乳腺癌的女性提供相关知识教育。姐妹网络公司在全国各地举办多次年度会议，以便尽可能多地让女性了解情况，且还有财务援助计划，帮助符合条件的女性支付乳房 X 线检查费用。

www.sistersnetworkinc.org

苏珊·克曼治愈计划

该组织的网站上有许多资源，包括对罹患乳腺癌的个人及其亲人的支持信息。

www.komen.org

青年生存联盟

青年生存联盟是一个专门针对罹患乳腺癌的年轻女性的组织。网站为年轻女性提供了大量信息和资源。

www.youngsurvival.org

李 - 佛美尼综合征（LFS）

李 - 佛美尼综合征协会

LFS 协会网站为有关李 - 佛美尼综合征的个人和家庭提供了广泛的宣传和支持服务信息。该组织支持由研究人员、医疗服务提供者和护理人员组成的联盟进一步研究和促进 LFS 社区的最佳护理。还为 LFS 患者在美国各地举行年会。

www.lfsassociation.org

癌症网: 李 - 佛美尼综合征

该网站提供了便于理解的李 - 佛美尼综合征信息概要。里面有诸多网页链接，解释了 LFS 患者可见的各种类型的癌症。

www.cancer.net/cancer-types/li-fraumeni-syndrome

李 - 佛美尼综合征支持小组

这是一个李 - 佛美尼综合征患者的在线社区。

www.mdjunction.com/li- fraumeni-syndrome

美国国立卫生研究院: 临床试验

这是由国立卫生研究院资助的临床试验。该研究的目标是更多地了解 LFS 患者所发生的癌症类型、研究 TP53 基因在癌症发生中的作用、寻找其他可能导致 LFS 的基因、研究 LFS 诊断对家庭的影响，并确定环境因素或其他基因是否可以改变与 LFS 相关的癌症风险。

http://clinicalstudies.info.nih.gov/cgi/detail.cgi?A_2011-C-0255.html

考登综合征（PTEN 突变）

PTEN 基金会

PTEN 基金会成立的目的是为患者提供希望和财政支持，支持研究、提供教育并提高大众认知水平。

www.ptenfoundation.org

PTEN 高危人群博客（PTEN Previvor Blog）

由一位携带 PTEN 突变的年轻人撰写的在线博客，她属于高危人群。她叙述了自己选择做双乳房切除术以降低风险的故事，以及与考登综合征共处的日常活动。

http://tatatothegirls.blogspot.com/2012/10/cowdens-syndrome.html

PTEN 突变照片分享网站

这是一个照片分享网站，包含着有关考登综合征和 PTEN 突变的链接。

www.pinterest.com/emmeili/breast-cancer-and-cowdens-syndrome-85-lifetime-ris

遗传性结直肠癌综合征

林奇综合征、CHEK2 突变、家族性腺瘤性息肉病（FAP）和多发性腺瘤性息肉病患者会发现这些网站很有用。

遗传性结肠癌勇者联盟（HCCTG）

HCCTG 是提高患者对遗传性结肠癌病症认知水平的互助小组。HCCTG 与其他团体合作开发患者友好资源，可以成功地让家人成为自己的医疗保健的强有力倡导者。

www.hcctakesguts.org

结肠癌联盟

这是一个专门针对结肠癌患者及其亲友的个人网站。包含有关结肠癌诊断、当前结肠癌临床试验、结肠癌治疗、幸存者个人故事以及其他支持信息。

www.ccalliance.org

Polypeople

该网站是为 FAP 和其他遗传性息肉病患者及家属提供的互助小组。提供有关饮食信息、当前临床试验、如何提高 FAP 认知，以及如何联系其他FAP 人员。

www.polypeople.net

FAP 基因

这个在线互助小组位于英国，为 FAP 患者提供非正式聊天室、Facebook 链接、简报，以及其他资源。

www.fapgene.com

波伊茨 - 耶格综合征（Peutz Jeghers Syndrome）

Peutz-Jeghers 综合征（PJS）和青少年息肉综合征（JPS）在线互助小组

PJS 和 JPS 在线互助小组为 PJS 和 JPS 及其家人、感兴趣的医疗专家，以及研究人员提供信息和支持。患者必须通过电子邮件加入社区，才能访问各种资源。

www.acor.org/listservs/join/114

聪颖患者 Peutz-Jeghers 综合征社区

聪颖患者 Peutz-Jeghers 综合征社区是一个在线论坛，与 PJS、青少年息肉综合征和家族性腺瘤性息肉病相关的成员，以及其他患者和护理人员分享建议和支持。

www.smartpatients.com/communities/peutz-jeghers-syndrome

遗传性弥漫性胃癌（HDGC）

胃癌基金会

这是一个专注于胃癌患者的研究、教育和宣传的团体，是首个组建胃癌注册研究组的组织，同时也专注于基因研究。

www.gastriccancer.org

告别胃癌

这是一个国际支持组织，拥有关于胃癌和预防性胃切除术的资源。该组织还举办各种活动来联合胃癌患者。

www.nostomachforcancer.org

遗传性肾癌综合征

希佩尔·林道综合征（VHL）联盟

希佩尔·林道综合征联盟是 VHL 综合征患者家庭支持和研究机构。

www.vhl.org

遗传性平滑肌瘤病和肾细胞癌家族联盟

HLRCC 家族联盟是 HLRCC 综合征患者家庭支持和研究机构。

www.hlrccinfo.org

家族性非典型多发性黑色素瘤（FAMMM）

黑色素瘤研究基金会（MRF）

MRF 支持医学研究以改善黑色素瘤治疗。不仅给患者、护理人员和医生、教授一些预防、诊断和治疗黑色素瘤方面的知识，还为患者提供信息和专题讨论。

www.melanoma.org

胰腺癌行动网络

对携带有 PALB2 突变的患者也有用，胰腺癌行动网络是一项资源，其主要目标是促进研究、支持患者，并为胰腺癌患者创造希望。提供了有关临床试验的在线资源和信息。

www.pancan.org

戈林综合征

基底细胞癌痣综合征（BCCNS）生命支持网络

BCCNS 生命支持网络为患有戈林综合征的个人提供在线支持和信息。该组织还举办年度会议，个人可以通过这个年会以了解最新信息，并与诊治人员会面。

www.gorlinsyndrome.org

戈林综合征组

这是英国的在线网站。该小组提供有关戈林综合征患者的遗传、监测和治疗等方面的信息。

www.gorlingroup.org

遗传性内分泌肿瘤易感综合征
（副神经节瘤和嗜铬细胞瘤以及多发性内分泌肿瘤综合征）

The Pheo Para Trooper

Pheo Para 斗士是一位热衷于与嗜铬细胞瘤和副神经节瘤进行抗争的人。这个基金会的目标是给予患者信心和支持，同时尽一切可能找到攻克此病的治疗方法。

www.pheoparatroopers.org

Pheo Para 联盟

Pheo Para 联盟是一家非营利性组织，旨在通过教育、研究和筹资来找到 Pheo para 的诊治方法。

www.pheo-para-alliance.org

嗜铬细胞瘤支持委员会

这是一个针对嗜铬细胞瘤或副神经节瘤患者的在线讨论板块。

http://pheochromocytomasupportboard.yuku.com

多种内分泌肿瘤疾病协会（AMEND）

这是英国的一个网站，由患者运营，旨在告知和支持任何受多发性内分泌瘤（MEN）1 型或 2 型或相关内分泌综合征和肿瘤影响的患者。该网站提供短视频、论坛、信息，以及更多关于 MEN 综合征和肿瘤的信息。

www.amend.org.uk

美国多发性内分泌肿瘤支持组织

该网站提供研讨会、患者关系以及有关 MEN 综合征的信息。

www.amensupport.org

类癌肿瘤基金会

这是一个针对类癌和相关神经内分泌肿瘤患者的非营利性组织。该基金会的使命是提高公众和保健专业人员对类癌和相关神经内分泌肿瘤（NETs）的认识和教育，支持 NET 癌症患者及其家属，并作为患者权益的拥护者。

www.carcinoid.org

全国内分泌和代谢疾病信息服务（NEMDIS）

NEMDIS 网站由美国国立卫生研究院赞助，提供多种内分泌肿瘤 1 型（MEN1）的概要。

http://endocrine.niddk.nih.gov/pubs/men1/men1.aspx

遗传性前列腺癌

以下这些并非针对遗传性前列腺癌的综合性网站。许多关于 BRCA 突变携带者的网站与遗传性前列腺癌非常相关。

Us Too

这是一个前列腺癌教育和互助小组。提供有关前列腺癌筛查、治疗和新的临床试验方面的信息。

www.ustoo.org

前列腺癌基金会（PCF）

PCF 网站包含有关前列腺癌的全面信息、研究机会、家庭成员和护理人员的链接以及治疗方案。

www.pcf.org

参考文献

1 能够拯救生命的知识

携带基因突变形式的人: Sue Friedman, Rebecca Sutphen, and Kathy Steligo, *Confronting Hereditary Breast and Ovarian Cancer* (Baltimore, MD: Johns Hopkins University Press, 2012).

2 双螺旋：生物学不能决定一切

"乳房代表了母性原则": Louise Hay, *You Can Heal Your Life* (Carlsbad, CA: Hay House, 1984).

可能是一些偶发性突变: C. L. Yauk, M. L. Berndt, A. Williams, A. Rowan-Carroll, G. R. Douglas, and M. R. Stämpfli, "Mainstream Tobacco Smoke Causes Paternal Germ-Line DNA Mutation," *Cancer Research* 67, no. 11 (2007): 5103–5106; F. Marchetti, A. Rowan-Carroll, A. Williams, A. Polyzos, M. L. Berndt-Weis, C. L. Yauk, "Sidestream Tobacco Smoke Is a Male Germ Cell Mutagen," *Proceedings of the National Academy of Sciences of the United States of America* 108, no. 31 (2011): 12811–12814.

遗传性癌症综合征: National Cancer Institute at the National Institutes of Health, "Genetic Testing for Hereditary Cancer Syndromes," http://www.cancer.gov/cancertopics/factsheet/Risk/genetic-testing (accessed February 26, 2015).

3 以家族史为例：沉默还是爆发

Phuong L. Mai 及其同事发表的一项研究: Phuong L. Mai, Anne O. Garceau, Barry I. Graubard, Marsha Dunn, Timothy S. McNeel, Lou Gonsalves, Mitchell H. Gail, et al., "Confirmation of Cancer Family History Reported in a Population-Based Survey," *Journal of the National Cancer* Institute 103, no. 10 (2011): 788–797.

德系犹太人社区是一个很好的例子: Dennis Drayna, "Founder Mutations," *Scientific American*, October 2005, 78–85.

创始人效应发生在人群之中: N. A. Rosenberg, S. P. Weitzman, "From Generation to Generation: The Genetics of Jewish Populations," *Human Biology: The International Journal of Population Genetics and Anthropology* 85, no. 6 (2013): 817–824.

德系犹太人血统已被追溯到约 350 人: S. Carmi, K. Y. Hui, E. Kochav, X. Liu, J. Xue, F. Grady, S. Guha, et al., "Sequencing an Ashkenazi Reference Panel Supports Population-Targeted Personal Genomics and Illuminates Jewish and European Origins," *Nature Communications* 5, no. 4835 (2014).

如被采纳，有一些获取和提供重要信息的方法: Laura Dennis, *Adoption Reunions in the Social Media Age: An Anthology* (Belgrade, Serbia: Entourage Publishing, 2014); Richard Hill, *Finding Family; My Search for Roots and the Secrets in My DNA* (Seattle: CreateSpace Independent Publishing Platform, 2012).

4　医生是否值得相信，你又能信任自己吗？

"看起来像是真相 – 我们想要的真相"：Adam Sternbergh, "Stephen Colbert Has America by the Ballots," *New York Magazine*, October 16, 2006, http://nymag. com/news/politics/22322/index5.html (accessed February 25, 2015).

研究表明，有此基因突变的人：A. C. Antoniou, S. Casadei, T. Heikkinen, D. Barrowdale, K. Pylkäs, J. Roberts, A. Lee, et al., "Breast-Cancer Risk in Families with Mutations in PALB2," *New England Journal of Medicine* 371, no. 6 (2014): 497–506.

当女演员安吉丽娜朱莉首次公开宣布：Angelina Jolie, "My Medical Choice," *New York Times*, May 14, 2013.

6　当信息有限时该如何进行癌症风险管控

当有子宫内膜癌家族史时：Michael Blastland and David Spiegelhalter, *The Norm Chronicles: Stories and Numbers about Danger and Death* (New York: Basic Books, 2014).

2010 年，英国医学杂志《柳叶刀》发表卡洛琳·韦尔博瑞的一篇文章：Caroline Wellbery, "The Value of Medical Uncertainty?" *Lancet* 375 (2010): 1686–1687.

1995 年在《美国医学协会杂志》上发表的一项研究：Donald Redelmeier and Eldar Shafir, "Medical Decision Making in Situations That Offer Multiple Alternatives," *Journal of the American Medical Association* 273 (1995): 302–305.

7 靶向治疗癌症：现实、神话、可能性

研究人员于 1998 年发表了该家族的遗传信息: N. O. Atuk, C. Stolle, J. A. Owen Jr., J. T. Carpenter, and M. L. Vance, "Pheochromocytoma in Von Hippel–Lindau Disease: Clinical Presentation and Mutation Analysis in a Large, Multigenerational Kindred," *Journal of Clinical Endocrinology and Metabolism* 83 (1998) 117–120.

如果发展为晚期肾癌: L. Gossage and T. Eisen, "Alterations in VHL as Potential Biomarkers in Renal-Cell Carcinoma," *Nature Reviews Clinical Oncology* 7, no. 5 (2010): 277–288.

"我服用药物并告诉大家，药物不会致命": Jennifer Rainey Marquez,. "Together We Stand," *Parade August* 31, 2014: 9. http://www.epageflip.net/i/373201-august-31- 2014/12.

幸运的是，当这种情况发生时还可以用其他药物: S. O'Brien, J. P. Radich, C. N. Abboud, M. Ahktari, J. K. Altman, E. Berman, D. J. DeAngelo, et al., "Chronic Myelogenous Leukemia, Version 1.2014," *Journal of the National Comprehensive Cancer Network* 11, no. 11 (2013): 1327–1340.

只有一半的乳腺癌患者开始服用他莫昔芬: C. Davies, J. Godwin, R. Gray, et al., "Relevance of Breast Cancer Hormone Receptors and Other Factors to the Efficacy of Adjuvant Tamoxifen: Patient- Level Meta-Analysis of Randomised Trials," *Lancet* 378, no. 9793 (2011): 771–784; C. A. Sawka, K. I. Pritchard, W. Shelley, G. DeBoer, A. H. Paterson, J. W. Meakin, and D. J. Sutherland, "A Randomized Crossover Trial of Tamoxifen versus Ovarian Ablation for Metastatic Breast Cancer in Premenopausal Women: A Report of the National Cancer Institute of Canada Clinical Trials Group (NCIC CTG) Trial MA.1," *Breast Cancer Research and Treatment* 44, no. 3 (1997): 211–215.

他莫昔芬可降低高危患者的风险: Victor G. Vogel, Joseph P. Constantino, D.

Lawrence Wickerham, Walter M. Cronin, Reena S. Ceccini, James N. Atkins, Terese B. Bevers, Louis Fehrenbacher, et al., "Update of the NSABP STAR P-2 Trial: Preventing Breast Cancer" *Cancer Prevention Research* 3, no. 7 (2010): 696–706.

适用于有激酶突变形式的肿瘤: Thomas J. Lynch, Daphne W. Bell, Raffaella Sordella, Sarada Gurubhagavatula, Ross A. Okimoto, Brian W. Brannigan, Patricia L. Harris, et al, "Activating Mutations in the Epidermal Growth Factor Receptor Underlying Responsiveness of Non–Small-Cell Lung Cancer to Gefitinib," *New England Journal of Medicine* 350 (2004): 2129–2139; J. Guillermo Paez, Pasi A. Jänne, Jeffrey C. Lee, Sean Tracy, Heidi Greulich, Stacey Gabriel, Paula Herman, et al., "EGFR Mutations in Lung Cancer: Correlation with Clinical Response to Gefitinib Therapy," *Science* 204 (2004): 1497–1500.

凡德他尼靶向 VEGF 受体和其他激酶: E. N. Imyanitov and T. Byrski, "Systemic Treatment for Hereditary Cancers: A 2012 Update," *Hereditary Cancer in Clinical Practice* 11, no. 1 (2013): 2.

在培养的细胞中，伊尼帕利布似乎并不是标准的 PARP 抑制剂: G. Patel, S. B. DeLorenzo, K. S. Flatten, G. G. Poirier, and S. H. Kaufmann, "Failure of Iniparib to Inhibit Poly(ADP-Ribose) Polymerase in Vitro," *Clinical Cancer Research* 18, no. 6 (2012) 1655–1662; X. Liu, Y. Shi, D. X. Maag, J. P. Palma, M. J Patterson, P. A. Ellis, B. W. Surber, et al., "Iniparib Nonselectively Modifies Cysteine-Containing Proteins in Tumor Cells and Is Not a Bona Fide PARP Inhibitor," *Clinical Cancer Research* 18, no. 2 (2012): 510–523.

伊尼帕利布仍可能是一种成功的药物: Joyce O'Shaughnessy, Lee Schwartzberg, Michael A. Danso, et al., "Phase III Study of Iniparib plus Gemcitabine and Carboplatin versus Gemcitabine and Carboplatinin Patients with Metastatic Triple-Negative Breast Cancer," *Journal of Clinical Oncology* 32, no. 34

(2014): 3840–3847.

PARP 抑制会延缓 BRCA1 突变小鼠乳腺癌的形成: Ciric To, Eun-Hee Kim, Darlene B. Royce, Charlotte R. Williams, Ryan M. Collins, Renee Risingsong, Michael B. Sporn, and Karen T. Liby, "The PARP Inhibitors, Veliparib and Olaparib, Are Effective Chemopreventive Agents for Delaying Mammary Tumor Development in BRCA1-Deficient Mice," *Cancer Prevention Research*, http://cancerpreventionresearch.aacrjournals.org/content/early/2014/05/09/1940-6207.CAPR-14-0047 (accessed February 26, 2015).

进入临床已改变 HER2 阳性乳腺癌的预后: Edith A. Perez, Edward H. Romond, Vera J. Suman, Jong Hyeon Jeong, George Sledge, Charles E. Geyer Jr., Silvana Martino, et al., "Trastuzumab Plus Adjuvant Chemotherapy for Human Epidermal Growth Factor Receptor 2–Positive Breast Cancer: Planned Joint Analysis of Overall Survival from NSABP B-31 and NCCTG N9831," *Journal of Clinical Oncology* 32 (2014): 3744.

30 名患者中有 27 名在 CAR T 细胞治疗后，得到完全缓解: Shannon L. Maude, Noelle Frey, Pamela A. Shaw, Richard Aplenc, David M. Barrett, Nancy J. Bunin, Anne Chew, et al., "Chimeric Antigen Receptor T Cells for Sustained Remissions in Leukemia," *New England Journal of Medicine* 371 (2014): 1507–1517.

易普利姆玛和尼沃单抗确实是协同的: Michael A. Postow, Jason Chesney, Anna C. Pavlick, Caroline Robert, Kenneth Grossmann, David McDermott, Gerald P. Linette, et al., "Nivolumab and Ipilimumab versus Ipilimumab in Untreated Melanoma," *New England Journal of Medicine* 372, no. 21 (2015): 2006–2017.

副作用确实限制了它们的使用: Mark Fuerst, "Separating the Hope, Hype, and Reality of Precision Medicine," *Oncology Times* 37, no. 3 (2015): 1, 16–18.

研究人员将手术结果与假手术的结果进行了比较: R. Sihvonen, M. Paavola, A.

Malmivaara, A. Itälä, A. Joukainen, H. Nurmi, J. Kalske, T. L. Järvinen, and Finnish Degenerative Meniscal Lesion Study (FIDELTY) Group, "Arthroscopic Partial Meniscectomy versus Sham Surgery for a Degenerative Meniscal Tear," *New England Journal of Medicine* 369, no. 26 (2013): 2515–2524.

发现BRAF基因在超过50%的黑素瘤中发生了突变：H. Davies, G. R. Bignell, C. Cox, P. Stephens, S. Edkins, S. Clegg, and J. Teague, "Mutations of the BRAF Gene in Human Cancer," *Nature* 417, no. 6892 (2012): 949–954.

威罗菲尼及其表亲只适用于有 BFAF v600e 突变的肿瘤患者：K. T. Flaherty, I. Pazanov, K. B. Kim, A. Ribas, G. A. McArthur, J. A. Sosman, P. J. O'Dwyer, et al., "Inhibition of Mutated, Activated BRAF in Metastatic Melanoma," *New England Journal of Medicine* 363, no. 9 (2010): 809–819.

BRAF 突变的结肠癌，对 BRAF 抑制剂不敏感：A. Prahallad, C. Sun, S. Huang, F. Di Nicolantonio, R. Salazar, D. Zecchin, R. L. Beijersbergen, A. Bardelli, and R. Bernards, "Unresponsiveness of Colon Cancer to BRAF (V600E) Inhibition through Feedback Activation of EGFR," *Nature* 483, no. 7387 (2012): 100–103; R. B. Corcoran, H. Ebi, A. B. Turke, E. M. Coffee, M. Nishino, A. P. Cogdill, R. D. Brown, et al., "EGFR-Mediated Re-Activation of MAPK Signaling Contributes to Insensitivity of BRAF Mutant Colorectal Cancers to RAF Inhibition with Vemurafenib," *Cancer Discovery* 3, no. 2 (2012): 227–235; M. Mao, F. Tian, J. M. Mariadason, C. C. Tsao, R. Lemos Jr., F. Dayyani, Y. N. Gopal, et al, "Resistance to BRAF Inhibition in BRAF-Mutant Colon Cancer Can Be Overcome with P13K Inhibition or Demethylating Agents," *Clinical Cancer Research* 19, no. 3 (2012): 657–667.

对拒绝支付骨髓移植费用的保险公司提起诉讼：Erik Eckholm, "$89 Million Awarded Family Who Sued H.M.O.," *New York Times*, December 30, 1993.

保险公司正在逐渐增加保费：H. Gilbert Welch and Juliana Mogielnicki, "Presumed Benefit: Lesson from the American Experience with Marrow Transplantation for

Breast Cancer," *British Medical Journal* 324, no. 7345 (2002) 1088–1092.

来我们的癌症治疗中心：S. W. Gray, A. Cronin, E. Bair, N. Lindeman, V. Viswanath, and K. A. Janeway, "Marketing of Personalized Cancer Care on the Web: An Analysis of Internet Websites," *Journal of the National Cancer Institute* 107, no. 5 (2015): djv030.

8　科学是一个集体项目：数据点和你

正如 2011 年《科学转化医学》中的一篇文章所总结的那样：Callum J. Bell, Darrell L. Dinwiddie, Neil A. Miller, Shannon L. Hateley, Elena E. Ganusova, Joanna Mudge, Ray J. Langley, et al, "Carrier Testing for Severe Childhood Recessive Diseases by Next-Generation Sequencing," *Science Translational Medicine* 3, no. 65 (2011): 65ra4 or 1–14.

大多只是针对少数人的研究：D. G. MacArthur, T. A. Manolio, D. P. Dimmock, H. L. Rehm, J. Shendure, G. R. Abecasis, and D. R. Adams, "Guidelines for Investigating Causality in Sequence Variants in Human Disease, *Nature* 508 (2014): 469–476.

首个癌细胞系在培养皿中无限生长：Rebecca Skloot, *The Immortal Life of Henrietta Lacks* (New York: Broadway Books, 2011).

2013 年，一场争议爆发了：Melissa Gymrek, Amy L. McGuire, David Golan, Erin Halperin, and Yaniv Erlich, "Identifying Personal Genomes by Surname Inference," *Science* 339, no. 6117 (2013): 321–324.

还有政策、法律和信息技术问题：Francis S. Collins and Margaret A. Hamburg, "First FDA Authorization for Next-Generation Sequencer," *New England Journal of Medicine* 369 (2013): 2369–2371.

我自己的实验室刚刚报告了我们对全基因组序列的分析结果：Samantha B. Foley, Jonathan J. Rios, Victoria E. Mgbemena, Linda S. Robinson, Heather L.

Hampel, Amanda E. Toland, Leslie Durham, Theodora S. Ross, "Use of Whole Genome Sequencing for Diagnosis and Discovery in the Cancer Genetics Clinic," *EbioMedicine* 2, no. 1 (2014): 74–81.

BRCA1 突变：D. E. Goldgar, L. A. Cannon-Albright, A. Oliphant, J. H. Ward, G. Linker, J. Swensen, T. D. Tran, et al., "Chromosome 17q Linkage Studies of 18 Utah Breast Cancer Kindreds," *American Journal of Human Genetics* 52 (1993): 743–748.

BRCA2: V. Tavtigian, J. Simard, J. Rommens, F. Couch, D. Shattuck-Eidens, S. Neuhausen, S. Merajver, et al., "The Complete BRCA2 Gene and Mutations in Chromosome 13q-Linked Kindreds," *Nature Genetics* 12, no. 3 (1996): 333–337.

APC（家族性腺瘤性息肉病结肠癌基因）：L. N. Spirio, W. Samowitz, J. Robertson, M. Robertson, R. W. Burt, M. Leppert, and R. White, "Alleles of APC Modulate the Frequency and Classes of Mutations That Lead to Colon Polyps," *Nature Genetics* 20, no. 4 (1998): 385–388; Y. Nakamura, I. Nishisho, K. W. Kinsler, B. Vogelstein, Y. Miyoshi, Y. Miki, H. Ando, A. Horri, et al., "Mutations of the APC (Adenomatous Polyposis Coli) Gene in FAP (Familial Polyposis Coli) Patients and in Sporadic Colorectal Tumors," *Journal of Experimental Medicine* 168, no. 2 (1992): 141–147.

CDKN2A（被称为"黑素瘤基因"）：A. Kamb, D. Shattuck-Eidens, R. Eiles, Q. Liu, N. A. Gruis, W. Ding, C. Hussey, T. Tran, Y. Miki, et al., "Analysis of the p16 Gene (CDKN2) as a Candidate for Chromosome 9p Melanoma Susceptibility Locus," *Nature Genetics*, 8, no. 1 (1994): 22–26.